传世名方
——医治血液病的大医之法

主　编　魏睦新　冯小可　陆培华
副主编　丁　炜　李　倩　胡　平
编　委　王　琦　王建美　包　林
　　　　李苏影　吴　佳　陈健安
　　　　鲁雅娟

科学技术文献出版社
SCIENTIFIC AND TECHNICAL DOCUMENTATION PRESS
·北京·

图书在版编目（CIP）数据

医治血液病的大医之法/魏睦新，冯小可，陆培华主编.—北京：科学技术文献出版社，2015.6（2025.5重印）

（传世名方）

ISBN 978-7-5189-0002-2

Ⅰ.①医… Ⅱ.①魏… ②冯… ③陆… Ⅲ.①血液病—验方—汇编 Ⅳ.①R289.5

中国版本图书馆 CIP 数据核字（2015）第 091037 号

传世名方——医治血液病的大医之法

策划编辑：薛士滨　　责任编辑：薛士滨　　责任校对：张吲哚　　责任出版：张志平

出 版 者	科学技术文献出版社
地　　址	北京市复兴路15号　邮编　100038
编 务 部	（010）58882938，58882087（传真）
发 行 部	（010）58882868，58882874（传真）
邮 购 部	（010）58882873
官方网址	www.stdp.com.cn
发 行 者	科学技术文献出版社发行　全国各地新华书店经销
印 刷 者	北京虎彩文化传播有限公司
版　　次	2015年6月第1版　2025年5月第4次印刷
开　　本	710×1000　1/16
字　　数	113千
印　　张	7.5
书　　号	ISBN 978-7-5189-0002-2
定　　价	16.80元

版权所有　违法必究

购买本社图书，凡字迹不清、缺页、倒页、脱页者，本社发行部负责调换

丛书编委会

主　编　魏睦新

副主编　丁　炜　丁　波　孔岩君　王　平　王宏志
王敏华　王　霞　井昶雯　冯小可　冯志刚
包　林　庄天衢　衣兰娟　刘　军　刘佳莅
刘晓铭　刘　皓　华丽娟　许丽清　许慧莉
余中方　冷秀梅　张艳娟　张　毅　陆培华
李　倩　李　晨　杨　宁　杨光照　杨能华
杨　慧　谷远洋　苏维维　陈奇琦　吴燕敏
周正球　周定华　范尧夫　胡　平　郝传铮
高忠恩　殷　鸿　黄秋红　曹建梅　谢立群
韩桂珍　薛静波　魏　飞

编　委　王　岚　王建美　王　亮　王晓东　王　琦
王　瑶　邓冬梅　令狐庆　包佳翔　朱　玲
吕　涛　吕雪峰　刘　文　刘　坤　刘振清
刘超英　许慧莉　陈为想　陈　骏　陈健安
陈雯琳　陈燕萍　张　帆　李向辉　李苏影
李　羚　李　霞　吴　炅　吴　佳　杨建东
把　琪　金　艳　范建伟　范鋆钰　胡　兵
姚　佳　赵敏敏　赵燕华　俞　媛　姜黎雷
顾　艳　徐　艳　徐　康　郭　婕　陶　寅
袁增辉　黄正泉　黄佳珉　黄　溪　喻靖亮
鲁雅娟　曾　志　靳会卿　蔡　平　薛星新
魏　刚　魏　扬

前言

进入21世纪,现代科学的发展日新月异。与此形成鲜明对照的是有2000多年悠久历史的传统中医学,不仅没有被遗忘,反而越来越引起人们关注。不仅国内,美国等发达国家都相继承认了传统医学的合法地位,美其名曰"补充和替代医学"。根本原因在于其临床的有效性。尤其是慢性病的调理,疾病的康复保健方面,中医中药有不可替代的地位。名老中医是中医学特有的智力资源,其在长期的临床实践中提出的学术观点、创建的辨证方法、凝练的高效新方剂和传承的家传绝技更是医学宝库中的璀璨明珠。当代名医名方,作为这种经验传承的载体,为我们继承中医、弘扬中医提供了宝贵的财富。更为中医爱好者和患者朋友研习中医提供了丰富的内容。

作为名医名方整理,目前市场上已经有许多版本问世,有的以医家为纲,汇总单科疾病各家经验;有的以病名为纲,记载各家对某病的论述。毫无疑问,这些对于读者都很有帮助。但是我们觉得:中医的精华在辨证论治,而理、法、方、药是中医的完整体系。法从证出,方从法立,以法统方。在浩如烟海的名医案例面前,如果能够经过作者的努力,以方为纲,把相同相近类方的名家验案汇集在一起,肯定会对读者的临证研习有更大的裨益。在这种思想指导下,本书的名医名方,不拘于一家,博取众家之长,广撷著名医家治疗疾病的绝技妙方,以临床各科疾病西医病名为纲,详细介绍名医诊治经验,名医效验方。编写次序,先述其常,与读者共同温习;再论其变,以方剂为纲,汇集各家经验,并加按语评述,力图揭示其中医治法理论的科学内涵,方剂配伍的客观规律,处方用药的独到精妙,与读者共同赏析名家思想,有助于读者启迪思路、触类旁通,丰富辨证思路,提高临床疗效。本书以浅显易懂的科普式编排,更方便非专业读者的学习、阅读和获取知识信息。

将名老中医的学术经验和传世名方挖掘整理、升华提高,其意义重大,刻不容缓。对于中医药工作者来说,振兴中医中药事业,造福全人类,更是一项义不容辞的历史使命。对于热爱中医学的读者来说,本系列丛书从西医学浅显易懂的疾病名入手,具体地分析每个疾病的概要、病因病机、名验方进行叙述。名验方均包含多位名医的验方,使读者阅此一本书,即览众家之长。

对于博大精深的中医文化,变化无穷的传世名方,编著者的理解可能还很肤浅。如果本书对于中医爱好者和患者朋友的疾病康复养生保健能有一点帮助,将是我们最大的荣幸。也恳切地希望读者朋友能给我们提出宝贵意见,以便有机会再版时加以完善。(电子邮箱 weimuxin@njmu.edu.cn)

魏睦新

于石城南京

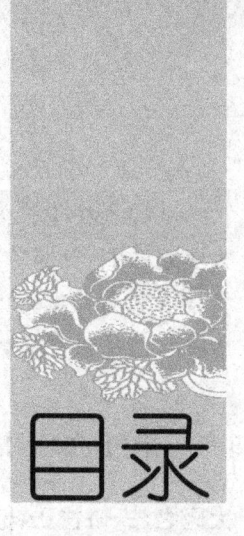

目录

第1章 中医揭秘缺铁性贫血 ········ 1

大医之法一：健运脾胃方 ········ 6
搜索：(1)秦嗣宇验方 (2)张会云验方 (3)李名栋验方
(4)杨玉兰验方 (5)戴其舟验方 (6)李芳验方
(7)陈春宝验方 (8)荣泽华验方

大医之法二：气血双补方 ········ 9
搜索：(1)江汉奇验方 (2)高培新验方 (3)秦春优验方
(4)荣泽华验方 (5)郁晓维验方

大医之法三：滋肾填精补血方 ········ 11
搜索：(1)何国兴验方 (2)杨玉兰验方 (3)覃桂华验方
(4)荣泽华验方 (5)郁晓维验方

大医之法四：温肾健脾方 ········ 13
搜索：(1)杨玉兰验方 (2)廖伟平验方 (3)郁晓维验方

第2章 治疗再生障碍性贫血，中医给你希望 ········ 15

大医之法一：温肾健脾方 ········ 20
搜索：(1)杜洪彬验方 (2)张荣华验方 (3)曾英坚验方 (4)王鸣验方

大医之法二：滋阴补肾方 ········ 22
搜索：(1)杜洪彬验方 (2)张延艳验方 (3)李业展验方 (4)王鸣验方

大医之法三：补肾活血化痰方 ········ 24
搜索：(1)李宗江验方 (2)杨小艳验方 (3)刘捷验方

1

　　　　(4)张存华验方(5)刘金仁验方(6)王妤朗验方

　　大医之法四：补肾凉血解毒方 …………………………………… 26
　　搜索：(1)周仲瑛验方(2)徐亚文验方(3)刘大同验方
　　　　(4)陈洪洲验方

第3章　看中医如何对抗慢性粒细胞白血病 …………………… 29

　　大医之法一：扶正补虚方 …………………………………………… 34
　　搜索：(1)何建平验方(2)史中州验方(3)应平平验方
　　　　(4)刘朝霞验方1(5)刘朝霞验方2(6)马玉杰验方1
　　　　(7)马玉杰验方2(8)梁贻俊验方

　　大医之法二：清热化瘀方 …………………………………………… 37
　　搜索：(1)应平平验方(2)刘朝霞验方(3)马玉杰验方
　　　　(4)刘宝文验方(5)梁贻俊验方(6)于正怀验方

　　大医之法三：活血化瘀散结方 ……………………………………… 39
　　搜索：(1)马玉杰验方(2)马明验方(3)周莲云验方
　　　　(4)于正怀验方(5)沈一平验方

　　大医之法四：清肝化瘀方 …………………………………………… 41
　　搜索：(1)应平平验方(2)郑秋惠验方(3)王运律验方(4)赵琳验方

第4章　过敏性紫癜真吓人，名医帮你赶走它 ………………… 45

　　大医之法一：疏风清热方 …………………………………………… 51
　　搜索：(1)李秀军验方(2)刘志宏验方(3)赵俊萍验方
　　　　(4)郭改云验方(5)周健铖验方(6)张磊验方

　　大医之法二：清热凉血方 …………………………………………… 54
　　搜索：(1)谢翠珠验方(2)张亦群验方(3)李秀军验方
　　　　(4)赵俊萍验方(5)郭改云验方(6)卢晓验方
　　　　(7)张志明验方(8)李敏验方

　　大医之法三：清热化湿方 …………………………………………… 57
　　搜索：(1)黄世林验方(2)李秀军验方(3)刘宝文验方

　　大医之法四：血瘀络阻方 …………………………………………… 58
　　搜索：(1)王建玲验方(2)李秀军验方(3)赵俊萍验方

(4)郭改云验方(5)梁治学验方

　大医之法五：益气摄血方 …………………………………… 60
　搜索：(1)匡伟验方(2)张志明验方(3)李秀军验方(4)赵俊萍验方
　　(5)郭改云验方(6)卢晓验方(7)刘艳华验方

　大医之法六：滋阴降火方 …………………………………… 63
　搜索：(1)李秀军验方(2)赵俊萍验方(3)郭改云验方(4)卢晓验方

第5章　得了特发性血小板减少性紫癜怎么办，看中医怎么说 … 65

　大医之法一：清热解毒，凉血止血方 ……………………… 70
　搜索：(1)余惠平验方(2)蒋文明验方(3)彭素娟验方
　　(4)田献忠验方(5)张伟恒验方(6)李克煦验方
　　(7)王祥麒验方(8)刘玉杰验方

　大医之法二：益气养血止血方 ……………………………… 73
　搜索：(1)俞峰验方(2)余惠平验方(3)黄柳向验方
　　(4)张伟恒验方(5)刘仁斌验方(6)尹艳验方
　　(7)刘爱玲验方

　大医之法三：疏风清热止血方 ……………………………… 76
　搜索：(1)余惠平验方(2)王忠武验方(3)宋德功验方
　　(4)刘仁斌验方(5)杨宏光验方

　大医之法四：滋阴清热止血方 ……………………………… 78
　搜索：(1)余惠平验方(2)蒋文明验方(3)秦周顺验方
　　(4)刘仁斌验方(5)杨金德验方(6)邵继芳验方

　大医之法五：健脾补肾方 …………………………………… 80
　搜索：(1)袁乃荣验方(2)刘品莉验方(3)杨宇飞验方

第6章　淋巴瘤，沉默杀手 ……………………………………… 83

　大医之法一：理气方 ………………………………………… 87
　搜索：(1)朱力平验方(2)全达芳验方(3)蔡明明验方
　　(4)朴炳奎验方(5)吴正翔验方

　大医之法二：化痰解毒方 …………………………………… 89
　搜索：(1)马哲河验方(2)全达芳验方(3)蔡明明验方

(4)任玉让验方(5)王熹验方(6)庞秀花验方
　　(7)朱力平验方(8)陈铁汉验方

大医之法三：益气养血润燥方 ············· 92
搜索：(1)蔡美验方(2)蔡明明验方(3)朱力平验方
　　　(4)山广志验方(5)郑金福验方(6)吴正翔验方

大医之法四：补肾方 ············· 95
搜索：(1)罗秀素验方(2)全达芳验方(3)郑金福验方
　　　(4)罗秀素验方(5)吴正翔验方

第7章　患原发性骨髓纤维化，试试中医辨证治 ············· 99

大医之法一：滋阴清热方 ············· 104
搜索：(1)范宝印验方(2)孙淑君验方(3)黄世林验方(4)赵赞验方

大医之法二：温肾健脾方 ············· 106
搜索：范宝印验方

大医之法三：活血化瘀方 ············· 107
搜索：(1)胡致平验方(2)唐由君验方(3)杨艳萍验方
　　　(4)宋淑花验方(5)代喜平验方

大医之法四：益气补血方 ············· 109
搜索：(1)胡致平验方(2)唐由君验方1(3)唐由君验方2
　　　(4)赵峻峰验方

第1章 中医揭秘缺铁性贫血

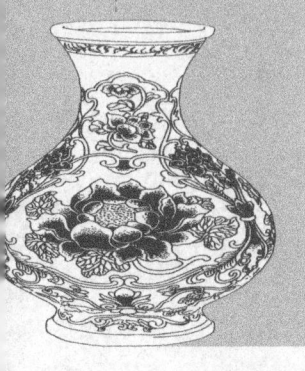

缺铁性贫血(IDA)是由于各种原因使体内储存铁消耗殆尽，影响血红蛋白合成所引起的一种贫血。临床表现为面黄乏力、心慌气短、头晕眼花、耳鸣等症。缺铁性贫血是贫血中常见类型，在生育年龄妇女（特别是孕妇）和婴幼儿中的发病率很高。中老年缺铁性贫血患者应警惕消化道肿瘤。本病发生没有明显的季节性，治愈率为80%。治疗上应尽可能地去除导致缺铁的病因。如婴幼儿、青少年和妊娠妇女营养不足，应改善饮食；月经过多，应调理月经；寄生虫感染，应驱虫治疗；恶性肿瘤，应手术或放、化疗；消化性溃疡，应抑酸治疗等。同时补充铁剂，一般2个月左右血红蛋白恢复正常。铁剂治疗应在血红蛋白恢复正常后至少持续3~6个月。本病归属于中医"虚劳"、"血虚"、"萎黄"等病的范畴。

解说病因1、2、3

中医学认为，此病的形成多由先天禀赋不足，后天失于调养致使脾胃虚弱，生血不足；或久病大病，肠中虫积，营血消耗过多；或失血过多，新血不生所致。故本病的形成与中焦脾胃和肾的关系极为密切。肾为先天之本，肾藏精，精血同源。脾胃为后天之本，脾胃虚弱，气血生化乏源而致本病。正如《内经灵枢决气篇》所说："中焦受气取汁，变化而赤是谓血。"《张氏医通》曰："气不耗，归气于肾而为精，精不泄，归精于肝而经清血。"

1. 饮食不节

如暴饮暴食，损伤脾胃；长期饥饿，少食节食，营养不良，或嗜欲偏食，使脾胃受损，化生精微、气血的功能受到影响。日久脏腑失养，发为本病。

2. 失血过多

反复吐血、咯血、鼻衄、崩漏或便血等慢性出血，治不及时，或久治不愈，或产后失血，调护不当，均可致气血亏损。

3. 久病体虚

各种慢性疾病，迁延失治，致气血亏耗，既可损及后天脾胃，致脾胃虚弱而生化乏源；又可损及先天，致肾虚精亏，而血难化生。

4. 虫积

各种寄生虫，特别是钩虫侵入人体，引起脾胃受损，运化失司，同时又可大量消耗人体精微，均可导致血少气衰。（见图1-1）

总之，脾胃虚弱，运化失常，气血生化乏源是病机关键，病久则见心脾两虚,脾肾两亏。病位在脾胃,涉及心、肝、肾。本病一般以虚为本,但虫积者可表现为虚实夹杂。

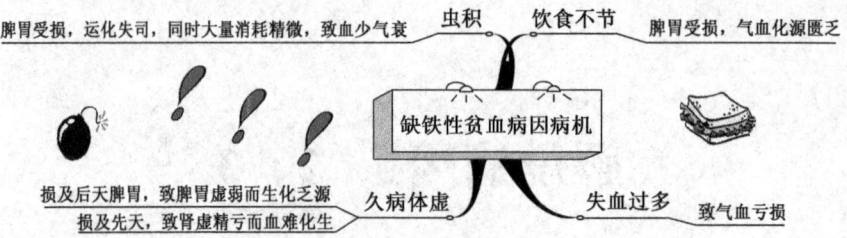

图1-1　缺铁性贫血的病因病机

中医治病,先要辨证

1. 脾虚型

主证:面色萎黄或㿠白,神疲乏力,食少便溏,舌质淡,苔薄腻,脉沉细。
治法:益气健脾。
方药:香砂六君子汤合当归补血汤加减(党参15g,白术10g,茯苓15g,半夏10g,炙甘草3g,当归10g,炙鸡内金10g,六曲10g,木香10g,砂仁3g,黄芪15g等)。

2. 心脾两虚型

主证:面色㿠白,倦怠乏力,头晕失眠,心悸气短,少气懒言,食少纳呆,舌质淡胖,脉濡细。
治法:气血双补。
方药:八珍汤加减(党参20g,白术20g,当归15g,茯苓15g,生地15g,芍药15g,川芎10g)。其他常用方有补中益气丸、参苓白术散等。
加减:如有水肿者,加茯苓12g,桂枝10g;大便稀薄者加吴萸12g,焦三仙30g。

3. 脾肾阳虚型

主证:面色萎黄或苍白无华,形寒肢冷,唇甲淡白,周身浮肿,甚则可有腹水,心悸气短,耳鸣眩晕,健忘失眠,精神不振,神疲肢软,大便溏薄,或有五更泻,小便清长,男子阳痿,女子闭经,舌质淡,或有齿印,脉沉细。

治法:温补脾肾。

方药:实脾饮(厚朴 15g,白术 12g,木瓜 10g,木香 12g,草果仁 15g,大腹子 15g,炮附子 12g,茯苓 10g,干姜 10g,生姜 5 片,大枣 1 枚)合四神丸(补骨脂 15g,肉豆蔻 10g,五味子 10g,吴茱萸 10g)加减。其他常用方有右归丸合小建中汤加减等。

加减:若腹泻者加炒山药 15g,炒扁豆 12g;水肿明显者加猪苓 12g,泽泻 10g。

4. 肝肾阴虚型

主证:面色苍白或姜黄,潮热盗汗,头晕目眩,耳鸣耳聋,肌肤甲错,舌红干瘦,脉细弱,红细胞中度或重度减少,血红蛋白中度或重度降低等。

治法:滋补肝肾。

方药:左归丸加减(熟地 15g,山药 15g,枸杞 15g,山萸肉 10g,菟丝子 15g,鹿角胶 10g,怀牛膝 10g,龟板胶 10g,当归 10g)或六味地黄丸加鸡血藤、当归、赤芍、丹参等。

5. 虫积致虚型

主证:面色萎黄少华,常有腹胀,善食易饥,恶心呕吐,或有便溏,肢软无力,心悸气短,头晕耳鸣,舌质淡,苔白,脉虚弱。

治法:健脾益气,化湿杀虫。

方药:化虫丸或榧子杀虫丸加减(榧子、槟榔、苦楝皮、红藤、百部、雄黄、大蒜取汁)。杀虫之后可用"黄胖丸"或用归脾丸补养气血(见图 1-2)。

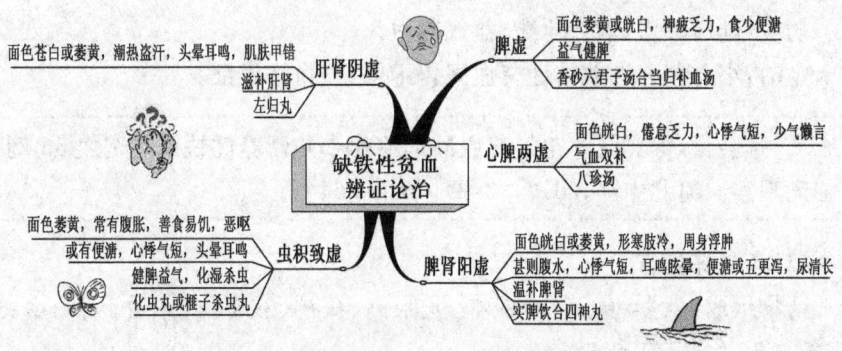

图 1-2 缺铁性贫血的辨证论治

缺铁性贫血的大医之法

大医之法一：健运脾胃方

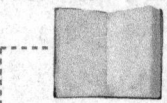

(1) 秦嗣宇验方

药物组成：白术 15g,当归 15g,茯苓 15g,黄芪 20g,远志 10g,龙眼肉 15g,酸枣仁 15g,人参 30g,陈皮 10g,阿胶 15g,甘草 10g,大枣 6 枚,生姜 6 片。

功效：益气养血,健脾和胃。

主治：缺铁性贫血脾虚气血亏虚证。

[秦嗣宇,等.归脾汤联合硫酸亚铁治疗缺铁性贫血临床观察．实用中医内科杂志,2011,25(4):61～62]

(2) 张会云验方

药物组成：党参 10g,白术 10g,茯苓 6g,黄芪 20g,熟地黄 10g,当归 10g,白芍药 10g,阿胶 10g(烊化),紫河车 5g,黄精 6g,陈皮 6g,砂仁 3g,焦三仙各 10g,胡黄连 3g,甘草 3g。

功效：健运脾胃,消食化滞,益气养血。

主治：小儿营养性缺铁性贫血脾胃虚弱,气血亏虚证。

[张会云,等.健脾益气养血冲剂治疗小儿营养性缺铁性贫血 56 例临床观察．河北中医,2011,33(3):363～364]

(3) 李名栋验方

药物组成：党参、黄芪、炒白术、龙眼肉、茯神、酸枣仁、木香、当归身、远志、炙甘草、生姜、红枣。

功效：益气养血。

主治：缺铁性贫血心脾两亏,气血不足证。

[李名栋,等.归脾汤治疗缺铁性贫血.中成药研究,1987,5:20]

(4)杨玉兰验方

药物组成:党参15g,黄芪15g,白术10g,茯苓15g,当归15g,陈皮6g,法半夏10g,木香10g,砂仁6g(后下),鸡内金15g。

功效:健脾和胃,益气养血。

主治:缺铁性贫血脾胃虚弱证。

[杨玉兰,等.辨证治疗缺铁性贫血60例.中国中医基础医学杂志,2010,16(5):436]

(5)戴其舟验方

药物组成:黄芪、乌梅、党参、白芍、桂枝、制首乌、五味子、甘草、醋煅代赭石。

功效:健脾益气,养血和营。

主治:缺铁性贫血脾胃虚弱证。

[戴其舟,等.黄芪乌梅饮治疗缺铁性贫血75例临床观察.浙江中医学院学报,1990,14(5):11~12]

(6)李芳验方

药物组成:焦山楂、茯苓、山药各10~15g,槟榔3~5g,炒莱菔子9~12g,神曲9~15g,党参5~9g,炒白术6~12g,当归、炙甘草、制半夏、陈皮各3~6g。

功效:健脾益血,消食化积。

主治:婴幼儿缺铁性贫血脾胃虚弱证。

[李芳,等.消积益脾法联合按摩捏脊治疗婴幼儿缺铁性贫血45例.浙江中医杂志,2009,44(2):142]

(7)陈春宝验方

药物组成:党参、茯苓、白术(炒)、甘草、黄芪、山药、鸡内金(炒)、龟甲(醋制)、麦冬、南五味子(醋制)、牡蛎、大枣。

功效:健脾和胃,益气养血。

主治:儿童缺铁性贫血脾胃亏虚证。

[陈春宝,等.健脾生血颗粒治疗儿童缺铁性贫血疗效观察.现代中西医结合杂志,2010,19(2):191~192]

(8)荣泽华验方

药物组成:当归6g,黄芪6g,党参6g,炙甘草6g,炒白术6g,炒白芍6g,熟地黄6g,鸡血藤10g,茯苓6g,鸡内金6g,砂仁3g,陈皮3g,焦三仙各6g。

功效:健脾益气,养血生血。

主治:缺铁性贫血脾胃虚弱,气血不足证。

[荣泽华,等.缺铁性贫血治验三则.中国民族民间医药,2010,14(1):211]

大医有话说

中医学大都把缺铁性贫血归为"虚劳"、"血虚"等范畴,认为病因病机为脾气虚弱,气血生化之源不足。这在中医古籍中已有许多论述,如"中焦受气取汁变化而赤是谓血"(《灵枢》),"脾胃不足,皆为血病"(《脾胃论》)。说明中焦脾胃与血液生成的关系密切,如果脾胃功能失调,则可影响血液的生成。脾为后天之本,胃乃水谷之海,脾胃为气血生化之源。然小儿脏腑娇嫩,形气未充,脏器功能均未完善,其生长发育过程中经常表现为"脾常不足",有待逐渐发育成熟。但因小儿饮食失节、喂养不当、脏腑虚损、虫积致损等损伤脾胃,致脾胃虚弱,气血生化无源,而造成贫血。通过健运脾胃,改善消化吸收功能,使脾胃运化功能恢复正常,生化有源,是治疗缺铁性贫血行之有效的方法。常用党参、白术、茯苓、黄芪健脾益气,补益中焦,以受气取汁;熟地黄、当归、白芍药补血养血,兼补益肝肾,益精养血;陈皮、砂仁健脾和胃,以运中气,防滞腻之弊,使健中有消,补中有运,取"脾健贵在运而不在补"之意;焦三仙健胃和中,消食化滞。现代药理研究表明,党参、黄芪能增强免疫功能,并对造血功能有保护和促进作用,可使白细胞、红细胞、血红蛋白显著增加。阿胶、当归含多种氨基酸,有加速血液中红细胞和血红蛋白生长的作用。焦三仙中含有淀粉酶、转化酶、B族维生素、维生素C、脂肪酶、卵磷脂、麦芽糖及有机山楂酸等,能促进胃中酶的分泌,促进脂肪、淀粉类、糖类物质的转化,有助消化,增进食欲,促进吸收功能。

大医之法二:气血双补方

搜索

(1) 江汉奇验方

药物组成:人参9g,白术9g,茯苓9g,当归9g,川芎9g,白芍9g,熟地9g,甘草5g。

功效:益气补血。

主治:缺铁性贫血气血两虚证。

[江汉奇,等.八珍汤联合右旋糖酐铁治疗缺铁性贫血疗效观察.实用中医药杂志,2009,25(6):390～391]

(2) 高培新验方

药物组成:何首乌15g,生薏米15g,半夏曲10g,熟地20g,黄芪15g,大枣3枚,生白术15g,鸡内金15g,代赭石15g,党参15g。

功效:健脾益气,升血补血,降逆止呕。

主治:缺铁性贫血气血两虚证。

[高培新,等.自拟补铁升血方与右旋糖酐铁治疗缺铁性贫血临床观察.2010,17(32):86～89]

(3) 秦春优验方

药物组成:黄芪5～15g,当归3～9g,白术、茯苓、陈皮、鸡内金各9～10g,甘草3～5g。

功效:补气生血。

主治:缺铁性贫血气血亏虚证。

加减:食少纳呆夹积者加炒神曲、炒麦芽、炒山药3～10g;腹泻、大便不调属脾虚湿盛者加炒薏仁5～15g;心悸头晕属心脾两虚者加龙眼肉3～10g,阿胶3～10g(烊化);烦躁哭闹属脾虚木旺者加白芍3～10g;发育迟缓,智能不足属肝肾不足者,加紫河车粉0.1～1g(冲服),益智仁3～10g;反复感冒、咳嗽属肺脾气虚者合玉屏风散;口腔溃疡者加五倍子3～6g。

[秦春优,等.中西医结合治疗小儿缺铁性贫血77例观察.甘肃中医,2007,20(1):29]

(4)荣泽华验方

药物组成:黄芪30g,醋柴胡12g,炙甘草12g,升麻6g,炒白术12g,党参12g,芥穗炭15g,仙鹤草12g,熟地12g,当归12g,鸡血藤30g,阿胶12g。

功效:补中益气,止血生血。

主治:缺铁性贫血气血两亏证。

[荣泽华,等.缺铁性贫血治验三则.中国民族民间医药,2010,14(1):211]

(5)郁晓维验方

药物组成:党参、黄芪、白术、当归、白芍、熟地、龙眼肉、酸枣仁各10g,木香4g,甘草5g。

功效:补脾养心,益气生血。

主治:缺铁性贫血心脾两虚证。

加减:纳差腹胀、大便溏薄者去当归、熟地,加苍术12g,陈皮6g,焦山楂10g;心慌明显者加柏子仁10g,夜交藤12g。

[郁晓维,等.现代中医儿科诊断治疗学.北京:人民卫生出版社,2001:316]

大医有话说

心主血,肝藏血,心肝血虚,可见面色苍白、头晕目眩、心悸怔忡、舌淡脉细。脾主运化而化生气血,脾气虚,则面黄肢倦、气短懒言、饮食减少、脉虚无力。治宜益气与养血并重。研究表明,八珍汤中起主要作用的化学成分主要为总苷、多糖以及一些有益于人体的微量元素、氨基酸、磷脂、维生素、叶酸等。这些活性成分的药理作用包括改善造血功能、改善血液流变性、提高机体免疫能力、抗氧化、抗衰老、抗肿瘤等。此方主要通过提高正常机体血清EPO水平或增强其活性,与具有特异性受体的EPO反应细胞结合,促进红细胞集落生成单位(CFU-E)的分化和增殖,并促使其成熟为红细胞,释放入血循环而起补血作用。

大医之法三:滋肾填精补血方

搜索

(1)何国兴验方

药物组成:小红参10g(或潞党参30g)、磁石、生黄芪各30g,阿胶12g,鹿角胶、龟板胶、白术、陈皮各10g,当归、白芍、熟地黄、首乌、枸杞子、紫河车各15g,炙甘草6g。

功效:健脾和胃,补气益血,滋补肝肾。

主治:缺铁性贫血肾虚气血两亏证。

[何国兴,等.补肾生血汤治疗缺铁性贫血54例.陕西中医,1991,12(6):253]

(2)杨玉兰验方

药物组成:熟地黄15g,当归15g,白芍15g,山茱萸10g,女贞子15g,旱莲草15g,枸杞子10g,炙甘草6g。

功效:滋肾养肝,养阴清热。

主治:缺铁性贫血肝肾阴虚证。

[杨玉兰,等.辨证治疗缺铁性贫血60例.中国中医基础医学杂志,2010,16(5):436]

(3)覃桂华验方

药物组成:党参15g,白术10g,黄芪15g,当归10g,砂仁9g,枸杞子12g,熟地黄15g,茯苓15g,何首乌12g,菟丝子12g,煅绿矾1g(冲服),炙甘草10g。

功效:健脾补肾填精。

主治:缺铁性贫血脾肾亏虚证。

[覃桂华.双补生血汤治疗缺铁性贫血32例.广西中医药,2004,27(5):34]

(4) 荣泽华验方

药物组成:熟地 12g,山药 15g,枸杞子 12g,山茱萸 12g,女贞子 12g,旱莲草 12g,鸡血藤 30g,菟丝子 12g,炙甘草 12g,茯苓 15g。

功效:滋肾养肝,补阴益血。

主治:缺铁性贫血肝肾阴虚型。

> [荣泽华,等. 缺铁性贫血治验三则. 中国民族民间医药,2010,14(1):211]

(5) 郁晓维验方

药物组成:山萸肉、熟地、当归、枸杞子、菟丝子、何首乌、龟板胶、鹿角胶、山药、焦山楂各 10g。

功效:滋养肝肾,补阴养血。

主治:缺铁性贫血肝肾阴虚证。

加减:伴有低热加鳖甲、地骨皮、银柴胡各 10g;神疲乏力加太子参、黄芪各 10g;贫血明显加紫河车、阿胶各 10g。

> [郁晓维,等. 现代中医儿科诊断治疗学. 北京:人民卫生出版社,2001:316]

大医有话说

肾主髓、藏精,血为精所化,肾虚则精不化血,而致血虚。《张氏医通》曰:"气不耗,归气于肾而为精,精不泄,归精于肝而经清血。"若先天禀赋不足、后天失养或房劳过度等导致肾脏虚衰,则肾精不足,精不化血,血液生成不足而见贫血,因此此类病证应以健脾补肾为治疗大法。现代药理研究证实:鹿角胶补益精髓,壮阳健骨,能增加红细胞、血色素及网织红细胞;龟板胶健骨补血,滋阴潜阳;熟地补血益精,滋肾养肝;首乌养血益肝,固精补肾;枸杞子补肝以养血,益精能助阳;紫河车大补气血,能治虚损劳伤,营血不足,精气亏损。

大医之法四:温肾健脾方

(1)杨玉兰验方

药物组成:黄芪15g,白术10g,茯苓15g,甘草10g,附子10g(先煎),大腹皮10g,厚朴10g,补骨脂10g,菟丝子15g,肉桂6g,鹿角胶15g(烊化),当归10g,甘草6g。

功效:益气健脾,温补肾阳。

主治:缺铁性贫血脾肾阳虚证。

[杨玉兰,等.辨证治疗缺铁性贫血60例.中国中医基础医学杂志,2010,16(5):436]

(2)廖伟平验方

药物组成:熟地黄20g,鹿角胶12g(烊化),姜炭10g,肉桂粉5g(冲服),麻黄5g,白芥子10g,当归10g,北芪20g,甘草5g。

功效:温肾暖脾,益气补血。

主治:虚寒型缺铁性贫血。

加减:鼻衄色淡质稀者加仙鹤草、白及;慢性上消化道出血加海螵蛸、白及;痔疮出血色淡质稀加地榆、槐花;妇女月经量多色淡质稀加艾叶、当归、海螵蛸;伴腰酸、神疲、气短乏力加鸡血藤、白芍、大枣、菟丝子。

[廖伟平.阳和汤合当归补血汤治疗虚寒型缺铁性贫血68例.中国中医药科技,2011,18(3):268]

(3)郁晓维验方

药物组成:山萸肉、熟地、当归、枸杞子、肉苁蓉、鹿角胶、山药、焦山楂各10g,肉桂3g。

功效:温补脾肾,益气养血。

主治:缺铁性贫血脾肾阳虚证。

加减:畏寒肢冷加仙茅10g,附子3g;腹胀、腹泻去熟地、当归、肉苁蓉,加煨木香4g,苍术、白术各10g;贫血重者加紫河车、阿胶各10g。

[郁晓维,等.现代中医儿科诊断治疗学.北京:人民卫生出版社,2001:316~317]

大医有话说

缺铁性贫血可见虚寒证,乃脾肾阳虚,温煦乏力,运化失常,气血生化不足所致。肾阳为各脏阳气之本,对各脏腑、组织器官起着推动、温煦的作用。肾阳充足,则人体机能活动旺盛。若素体阳虚,或老年肾亏,或久病伤肾,则会损伤肾脏阳气,致使肾阳不足,脾失温煦,而见贫血症状。温肾暖脾类药物具有增强凝血功能,促进血液再生等作用。

第2章 治疗再生障碍性贫血，中医给你希望

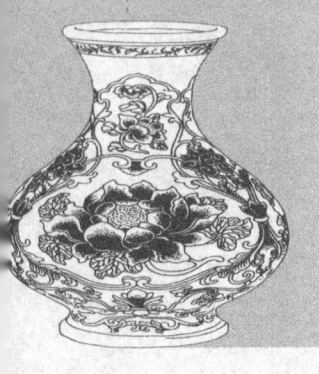

再生障碍性贫血（以下简称再障）是由多种原因引起的骨髓造血干细胞、造血微环境损伤及机体免疫机制改变，导致骨髓造血功能衰竭，以全血细胞减少为主要表现的疾病。临床以贫血、出血、感染为主要特征。再生障碍性贫血各年龄阶段均可发病，但以青壮年多见，男性多于女性。国内的年发病率为7.4/100万人口，其中慢性再生障碍性贫血为6.0/100万人口，急性再生障碍性贫血为1.4/100万人口。目前临床上对于急性、重型再障治疗首选抗胸腺细胞球蛋白或骨髓移植治疗，慢性再障以环孢素、雄激素、中医药等治疗为主，其中中医药治疗慢性再障有疗效好、毒副作用小、减药、停药后不容易复发等优点，已经得到了西医同仁及广大患者的认可。

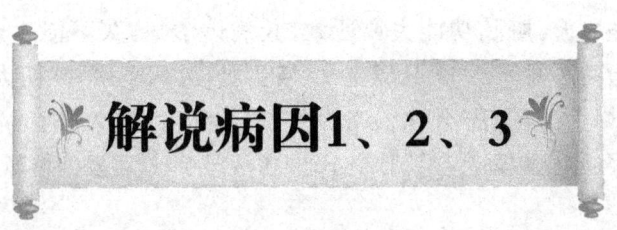

解说病因1、2、3

中医学认为,再障属"虚劳"、"血证"、"血虚"、"血枯"、"急劳"等范畴。虚劳的产生与心、肾、脾等脏腑功能失调有关,本病为本虚标实之证,本虚为肾,肾生髓无力则髓不能生血而发为虚劳。病程迁延,久病多瘀,一般慢性再障患者都挟有血瘀之象。

1. 肾虚

本病病位在肾(髓),与五脏有关,主要与肾脾二脏功能失调有关。《医学正传》云:"盖虚劳之证,必始于肾。"肾为先天之本,主骨生髓,髓能化血,先天精亏,则精化血少。脾为后天之本,主运化,为气血生化之源,脾之健运有赖于肾阳之温煦,而肾气之充沛又需脾胃之补养。再障患者精血亏虚,其血亏乃由后天之脾化源匮乏,以致血不得赖气化生;精亏则由先天之肾水亏损,以致肾虚精亏,骨髓虚乏,精不化血。脾肾不得相协,导致气血阴精亏损。

2. 血瘀

(1)气虚血瘀:古人云:"气为血帅,血为气母。"《医林改错》云:"元气既虚,必不能达于血管,血管无气,必停留而瘀,以致气虚血瘀之症。"气能行血,血能载气养气,气虚则血行不畅而致瘀,继而发为再障。

(2)热毒血瘀:毒热之邪易耗气伤阴动血,损伤正气,邪气易犯,且病情易缠绵反复。另者,热毒灼伤脉道,血溢脉外,致使气血运行不畅,气滞而血瘀。

(3)痰凝血瘀:脾主运化水液,为生痰之源,依赖于肾阳的温煦;肾主水液代谢,尤其是脾肺之运化输布,依赖于脾阳的协助与制约。《金匮要略》中提到:"血不利则为水。"《血证论》中云:"血积既久亦能化为痰水。"《张氏医通》指出:"血薄血浊能致水。"瘀血日久则阻塞脉道,脉道不通而气滞痰凝,痰凝更加阻塞脉道,血瘀进一步加重,如此反复而形成恶性循环。

(4)久病血瘀:脏腑功能失调所致,久病体虚,日久不能生髓而发为虚劳。《临证指南医案》云:"大凡经主气,络主血,久病血瘀","初为气结在经,久则血伤入络",王清任"久病入络为瘀"。凡病者,虚久必有瘀,瘀久必有虚,不论是瘀还是虚,都会导致脉络不通,血液停滞,最终发为再障(见图2-1)。

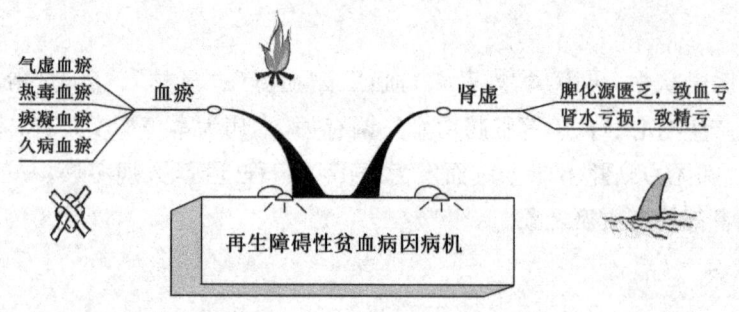

图2-1 再生障碍性贫血的病因病机

中医治病,先要辨证

1. 肾阴虚

主证:苍白、乏力,手足心热,低热,盗汗。轻者出血较轻,重者出血明显,皮下、口鼻均可出血,甚至眼底及内脏出血。腰酸腿软,大便干结,尿黄,舌质淡或舌红少苔,脉滑数或细数。

治法:滋阴补肾。

方药:大补阴丸(熟地黄20～25g,龟甲15～30g,知母5～10g,黄柏5～10g,猪脊髓30g)。

方解:方中熟地黄、龟甲滋阴补肾,壮水制火为君药;黄柏、知母相须为用,苦寒降火,存阴抑阳,均为辅药,猪脊髓乃血肉甘润之品,既能滋补精髓,又可制约黄柏之药燥,为佐使,诸药合用,滋阴精而降相火,可达培本清源之效。以肾阴虚为主,虚火不甚可用左归丸,以养阴补肾,亦可应用六味地黄汤滋阴补肾,令补中有泄,寓泄于补,滋补而不留邪。

加减:气虚者加太子参、黄芪以补气;出血者加仙鹤草、茜草、紫草凉血止血,加淫羊藿、补骨脂以求阳生阴长;阴虚明显者加女贞子、旱莲草、枸杞子、菟丝子滋补肝肾。

2. 肾阳虚

主证:苍白,乏力,畏寒喜暖,手脚冷凉,腰酸膝软。或伴夜尿多,性欲减退,阳痿遗精,大便稀溏,面浮肢肿。舌质淡,体胖,边有齿痕,脉沉细或细弱。

治法:温肾助阳,填精益髓。

方药:右归丸加减(熟地黄15~20g,怀山药15~20g,山茱萸10~15g,杜仲10~15g,菟丝子15~20g,制附子5~10g(先煎),鹿角胶10g(烊化),肉桂8g,当归10~15g,枸杞子20g)。

方解:方中以熟地黄滋阴填精为主药,辅以山茱萸、枸杞子、杜仲、菟丝子、当归滋补壮肾,配以制附子、肉桂、鹿角胶温补肾阳,以怀山药补中健脾。诸药合用,滋阴药与补阳药配伍,阴生阳长,阴阳互根;补肾药与补肝脾药同用,重在补肾,而具有温肾填精作用。

加减:偏于脾肾阳虚,可以应用人参养荣汤、归脾汤温肾健脾,益气补血。气虚明显者加人参10g,黄芪30g补益元气;脾虚甚者加炒白术12g,茯苓15g,砂仁3g,健脾和胃;衄血者加仙鹤草18g,三七粉3g以凉血活血止血;虚胖浮肿者加茯苓15g,泽泻10g,桂枝10g温阳利水等;阳虚明显者加补骨脂30g,淫羊藿15g,巴戟天15g,锁阳15g以加强温肾助阳之功。

3. 肾阴阳两虚

主证:苍白,乏力,五心烦热,盗汗,自汗,畏寒肢冷,或伴口渴咽干或渴不思饮、便溏、少量出血,舌淡苔白、脉细数或虚大而数。

治法:阴阳双补。

方药:参芪仙补汤加味(太子参30g,党参20g,人参10g,黄芪30g,仙灵脾10g,补骨脂15g,甘草10g,仙鹤草30g,女贞子15g,旱莲草15g,当归10g,生地黄15g,天门冬12g,阿胶10g(烊化))。

方解:方中以三参(人参、太子参、党参)、黄芪等补中益气健脾,仙灵脾、补骨脂益肾助阳,女贞子、旱莲草、天门冬、生地黄滋补肝肾,阿胶、当归养血补血,甘草调和诸药,诸药共奏滋阴济阳,健脾生血之功。

加减:偏于肾阳虚者,可用金匮肾气丸加减,以温肾助阳,偏于肾阴虚者,可用左归丸、六味地黄汤加减以滋阴补肾、填精益髓。脾肾两虚可以用十全大补汤、人参养荣汤加减,以温肾健脾,补气养血。脾虚加用砂仁、山药、芡实、茯苓、白术。血瘀加用丹参、鸡血藤、赤芍、三七(见图2-2)。

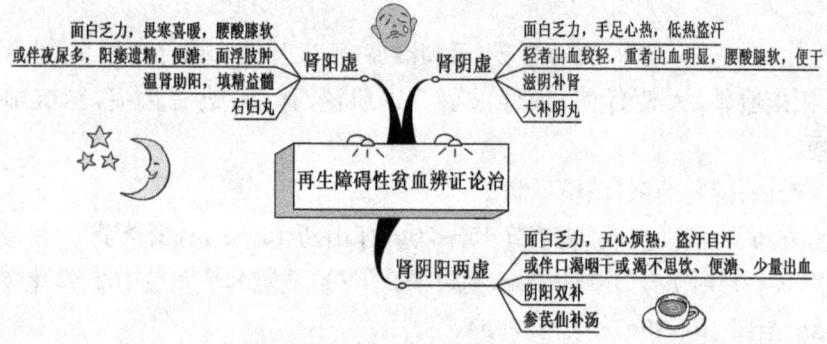

图2-2 再生障碍性贫血的辨证论治

再生障碍性贫血的大医之法

大医之法一:温肾健脾方

(1)杜洪彬验方

药物组成:紫河车、生黄芪各30g,仙灵脾25g,菟丝子、骨碎补、枸杞子各20g,鹿茸0.3~1.0g(研细末冲服),补骨脂、巴戟天、当归各15g,白术、茯苓各12g,人参10g。

功效:温肾健脾,强腰填精。

主治:慢性再生障碍性贫血脾肾阳虚证。

[杜洪彬,等.辨证论治配合西药治疗慢性再生障碍性贫血52例.陕西中医,2011,32(5):552～554]

(2)张荣华验方

药物组成:熟附片5g,肉桂5g,熟地40g,山药20g,山茱萸20g,枸杞子10g,杜仲10g,当归10g,鹿角胶10g,菟丝子10g,西洋参5g,炙黄芪20g,鸡血藤30g,仙鹤草30g。

功效:温肾健脾,填精益髓,补气养血。

主治:慢性再生障碍性贫血脾肾阳虚证。

[张荣华,等.右归补肾方治疗慢性再生障碍性贫血脾肾阳虚证临床疗效观察.中医药导报,2011,17(4):29～30]

(3)曾英坚验方

药物组成:淫羊藿30g,补骨脂30g,鹿角胶20g,龟板胶10g,黄精30g,黄芪30g,当归6g,党参15g,炒白术15g,砂仁6g,鸡血藤40g,田七片15g,侧柏叶炭30g,甘草6g。

功效:温补肾阳,健脾益气生血。

主治:慢性再生障碍性贫血肾亏血虚证。

[曾英坚.愈障生血汤治疗慢性再生障碍性贫血临床心得.中国医药导报,2009,6(20):86]

(4)王鸣验方

药物组成:黄芪30g,当归15g,阿胶15g(烊化),龟甲15g(先煎),山茱萸15g,杜仲15g,菟丝子15g,山药30g,鸡内金15g,焦三仙30g,补骨脂15g,巴戟天10g,茜草15g,仙鹤草15g,侧柏炭15g,炙甘草10g。

功效:补肾健脾。

主治:再生障碍性贫血脾肾阳虚证。

[王鸣,等.中医辨证治疗再生障碍性贫血2例总结.中国中医药信息杂志,2010,17(2):78,109]

大医有话说

慢性再障的发生与脾、肾关系密切。"肾为先天之本,脾为后天之本",脾肾不足,血液化生乏源,造血无力,导致精亏髓竭,则慢性再障之诸症丛生。针对脾肾阳虚证,张景岳言:"虚弱而别无热症者,便是阳虚之候。"在本病,许多病人临床上并不表现出形寒肢冷等一派阳虚之候,然只要未见其有实火或阴虚火旺之证,皆可以阳虚论治以温补之,非必待阳气已败而后温之。温补之时多选用温而不燥、补而不腻之品,若非阳衰之时,温燥性刚之品多不宜用,恐伤阴血也;同时于温阳之中常伍以养阴之品,使阳得阴助而生化无穷。鹿茸、紫河车、仙灵脾补命门,助肾阳而振发脾阳;巴戟天辛甘微温入肾经,性柔润而不燥,能补肾阳益精血。现代药理研究表明仙灵脾有雄激素样作用,巴戟天能抑制小鼠胸腺萎缩及增加血中皮质醇的含量,具有激发骨髓造血功能及改善其释放白细胞功能障碍等作用。

大医之法二:滋阴补肾方

搜索

(1)杜洪彬验方

药物组成:何首乌25g,生地18g,女贞子、旱莲草、枸杞子各15g,黄精、地骨皮各12g,阿胶(烊化)、龟板胶(烊化)各10g,山萸肉9g。

功效:滋补肝肾。

主治:慢性再生障碍性贫血肝肾阴虚证。

[杜洪彬,等.辨证论治配合西药治疗慢性再生障碍性贫血52例.陕西中医,2011,32(5):552～554]

(2)张延艳验方

药物组成:生地15g,山药15g,山萸肉15g,丹皮15g,泽泻15g,茯苓15g,枸杞子20g,生首乌20g,菟丝子20g,旱莲草20g,地骨皮20g,炙黄芪50g,枳壳15g,蔻仁15g(后下),炙甘草15g。

功效:滋补肾阴。

主治:再生障碍性贫血肾阴虚证。

加减:出血严重者加用犀角地黄汤、茜根散、白茅根、棕榈炭等以止血;

如有咽部红肿,合并上呼吸道感染者加用板蓝根、大青叶、双花、连翘等清热解毒之品;病久者加用佛手、陈皮、枳壳、焦三仙(焦神曲、焦山楂、焦麦芽)以助和胃消食之效。

[张延艳.孙伟正教授治疗再生障碍性贫血经验.中国民族民间医药,2010(1):203]

(3)李业展验方

药物组成:黄芪60g,党参、熟地、女贞子、茯苓、白术、柴胡、川芎、黄精各15g,龟甲、鳖甲、当归各20g,丹参30g,丹皮、地骨皮各10g,甘草6g。

功效:补肾健脾,滋阴清热。

主治:慢性再生障碍性贫血阴虚燥热证。

[李业展.升血饮治疗慢性再生障碍35例.黑龙江中医药,2010(3):15]

(4)王鸣验方

药物组成:生黄芪30g,当归15g,阿胶15g(烊化),龟甲15g(先煎),生地黄25g,枸杞子15g,牛膝15g,何首乌15g,黄精10g,女贞子15g,墨旱莲15g,杜仲10g,菟丝子10g,茜草20g,黄芩炭15g,血余炭15g,三七3g(冲服),水牛角粉10g(冲服),瓜蒌仁30g,炙甘草10g。

功效:滋补肾阴。

主治:再生障碍性贫血肾阴亏虚证。

[王鸣,等.中医辨证治疗再生障碍性贫血2例总结.中国中医药信息杂志,2010,17(2):78,109]

大医有话说

中医理论认为,肾主骨生髓,精血互生,精血同源,说明肾精和骨髓在血液的生成过程中有着重要的作用。《素问·生气通天论》曰:"骨髓坚固,气血皆从。"《张氏医通》谓"血之源头在乎肾"。肾为先天之本,骨髓为造血之所,故肾脏与骨髓造血功能关系紧密。肾虚在再障的病程中贯穿始终,补肾能提高患者体质,增加免疫力,控制出血,促进骨髓造血,为治疗髓劳之本。常用的药物为熟地黄、山萸肉、枸杞子、淫羊藿、巴戟天、杜仲、女贞子、旱莲草、同时又根据中医"阳中求阴"的理论,在滋补肾阴的同时也用少量滋补肾阳的药物,以求阴阳互生,提高疗效。

大医之法三:补肾活血化痰方

搜索

(1)李宗江验方

药物组成:黄芪15g,太子参15g,枸杞10g,山茱萸10g,补骨脂10g,肉苁蓉10g,仙茅10g,淫羊藿10g,当归10g,阿胶10g,丹参10g,知母10g,仙鹤草10g,紫草10g,鸡血藤15g,茯苓10g,白术10g,砂仁15g,生地黄10g。

功效:补肾活血。

主治:慢性再障肾虚血瘀证。

加减:兼有形寒肢冷等肾阳虚症状者加附子6g,肉桂6g;腰膝酸软盗汗等肾阴虚症状者加女贞子、旱莲草各15g,龟甲10g,地骨皮10g;阴阳两虚症状者则阴阳双补。

[李宗江,等.补肾生血汤治疗慢性再障80例报道.光明中医,2010,25(7):1205]

(2)杨小艳验方

药物组成:熟地30g,何首乌30g,菟丝子15g,补骨脂15g,山慈姑15g,大贝15g,枳实10g,丹参30g,三七5g。

功效:补肾化痰活血。

主治:慢性再障肾虚痰瘀互结证。

[杨小艳,等.补肾化痰活血法对慢性再障患者疗效的临床观察.辽宁中医杂志,2011,38(1):105~106]

(3)刘捷验方

药物组成:生地40g,菟丝子30g,枸杞子30g,鸡血藤30g,女贞子20g,旱莲草20g,当归10g,制马钱子3~6g。

功效:补肾活血通络。

主治:慢性再生障碍性贫血肾精亏虚,髓海瘀阻证。

服法:常规煎法,每日1剂,每剂分2次服,每周服5剂,儿童酌情减量。

制马钱子从小剂量开始,根据患者耐受性逐渐加量。

> [刘捷,等．补肾活血通络法为主治疗慢性再生障碍性贫血的临床研究．潍坊医学院学报,2003,25(1):12~15]

(4)张存华验方

药物组成:人参12~15g,黄芪30~60g,女贞子20g,菟丝子20g,枸杞子20g,淫羊藿30~60g,紫河车15g,生地黄、熟地黄各20g,龟胶(烊化)、鹿胶(烊化)各10g,赤芍6~9g,丹参6~12g,益母草10g,马钱子粉0.3~0.5g(冲服),炙甘草6g,生姜3片,大枣6枚。

功效:补气养血,健脾益肾,活血化瘀。

主治:再生障碍性贫血肾虚血瘀证。

加减:气血两亏者重用人参、黄芪,加当归、鸡血藤、白芍;脾肾阳虚者重用黄芪、淫羊藿、菟丝子;肾阳虚者重用淫羊藿、鹿胶,加巴戟天、补骨脂;肝肾阴虚者重用女贞子、菟丝子、枸杞子、淫羊藿、紫河车、生地黄、熟地黄,加制首乌、制黄精;阴虚火旺者加知母、黄柏、鳖甲;阴阳两虚者重用淫羊藿、鹿胶、女贞子、生地黄、熟地黄。

> [张存华,等．障愈方治疗再生障碍性贫血28例临床观察．中国医药学报,2004,19(9):574~575]

(5)刘金仁验方

药物组成:太子参30g,党参20g,红参10g(另煎),仙灵脾10g,黄芪20g,当归10g,汉三七3g,鸡血藤10g,补骨脂、桃仁各10g,红花10g,柴胡10g,葛根15g,甘草10g。

功效:补肾活血益气。

主治:慢性再生障碍性贫血肾亏血瘀证。

加减:偏肾阴虚者加麦冬15g,生地20g;偏肾阳虚者加用鹿角胶10g(烊化),肉苁蓉15g。

> [刘金仁,等．中西医结合治疗慢性再生障碍性贫血疗效观察．基层医学论坛,2010,14(4):358~359]

(6)王好朗验方

药物组成:丹参、黄芪、熟地黄各20g,山药、制何首乌、菟丝子、鸡血藤、枸杞子各15g,山茱萸、当归、鹿角胶(烊化)、陈皮各10g,肉桂、制附子、炙甘草、三七、砂仁各6g。

功效:祛瘀生新,益气温肾,填精益髓。

主治:慢性再生障碍性贫血肾亏血瘀证。

加减:偏阴虚者加制女贞子、旱莲草各15g,龟板胶10g(烊化);偏阳虚者加补骨脂、淫羊藿、肉苁蓉各15g;出血者加茜草炭、藕节各15g,仙鹤草20g;轻度感染者加蒲公英20g,黄芩10g。

> [王好朗.丹芪右归汤治疗慢性再生障碍性贫血35例.光明中医,2010,25(9):1645~1646]

大医有话说

慢性再障的痰瘀病机是脾肾阳虚,脾失健运,肾失气化,不能运化水湿、水液代谢失调变生痰饮;肝肾阴虚,虚热内扰,迫血妄行;脾气亏虚,统摄无权,血溢脉外,离经之血致血瘀;加之各种湿热毒邪等致病因素,煎熬阴血津液,炼液为痰,血结为瘀。即"本于证虚,标于痰瘀",治以补肾为主,化痰活血为辅。现代医学认为补肾药可刺激干细胞增殖,活血化瘀药则可使血液流速和毛细血管网明显增加,从而改善骨髓环境,促进骨髓细胞的合成代谢,刺激骨髓造血,并能提高DNA的抗损伤能力,均有利于血细胞的形成、血象改善,免疫功能得以调整,造血功能得以恢复,如当归、川芎可促进骨髓微血管系统修复,增加骨髓微环境供氧,促进基质细胞生长。同时无论患者有无出血表现,均要注重止血中药的运用。研究证实止血中药虽无直接促进骨髓巨核细胞和血小板生长的功效,但均有不同程度的修复血管内皮、增加血管致密性的作用,在治疗再障患者的过程中合理运用此类药物,既可有效减少血小板的消耗,又能减轻血液的血管外渗,这对临床上有效治疗出血症状和延长血小板输注间期都具有积极的作用。

大医之法四:补肾凉血解毒方

搜索

(1)周仲瑛验方

药物组成:水牛角片20g(先煎),赤芍12g,牡丹皮10g,生地20g,玄参

10g,楮实子10g,石斛10g,夜交藤25g,熟酸枣仁(杵)25g,鬼箭羽15g,肿节风20g,花生衣20g,羊蹄根12g,熟大黄5g,枸杞子10g,露蜂房10g,仙鹤草15g,旱莲草12g。

功效:凉血化瘀,滋养肝肾。

主治:再生障碍性贫血肝肾阴虚,营血伏热证。

[李柳,等.国医大师周仲瑛教授辨治再生障碍性贫血验例.光明中医,2010,25(5):762~763]

(2)徐亚文验方

药物组成:紫草15g,漏芦20g,连翘15g,(制)马钱子1g,鸡血藤20g,柴胡15g,升麻15g,黄芪30g,当归15g,仙鹤草15g,阿胶15g,丹参15g,水牛角20g。

功效:清热祛毒,填精补髓。

主治:慢性再生障碍性贫血髓空毒陷证。

加减:偏肾气虚者加淫羊藿、巴戟天;偏脾气虚者加茯苓、白术;偏血瘀者加川芎、赤芍。

[徐亚文,等.解毒生血方治疗慢性再生障碍性贫血30例.中医杂志,2011,52(4):334~335]

(3)刘大同验方

药物组成:黄芪20g,白花蛇舌草30g,女贞子20g,虎杖10g,党参30g,旱莲草20g,连翘30g,当归20g,丹参15g,柴胡15g,葛根10g,升麻10g,陈皮10g。

功效:清热解毒,益气养阴,托邪外出。

主治:慢性再生障碍性贫血热毒内陷,气阴两虚证。

加减:阴虚重者加首乌、生地、阿胶;阳虚重者加菟丝子、附子、肉桂;气虚重者加太子参、黄精、白术;血瘀重者加莪术、桃仁、红花;高热者加石膏、知母、大青叶;低热者加白薇、银柴胡、地骨皮;出血重者加仙鹤草、紫珠草、白茅根。

[徐亚文,等.刘大同教授解毒生血法治疗再生障碍性贫血经验.中国实用医药,2011,6(2):222~223]

(4)陈洪洲验方

药物组成:犀角或水牛角、生地、黄连、金银花、连翘。

功效:清热解毒。

主治:重型再生障碍性贫血热毒溢血证。

加减:若高热加石膏;外感发热根据症候选用黄芩、栀子、鱼腥草、大青叶、金银花、野菊花、板蓝根等;出血加藕节、侧柏叶、大蓟、小蓟、云南白药等;鼻衄可加羚羊角、生地及局部处理。

[陈洪洲,等. 中西医结合治疗重型再生障碍性贫血临床观察. 湖北中医杂志,2011,33(4):34~35]

大医有话说

再障除有肾虚、血虚、血瘀的同时尚有热毒的存在。热毒产生的原因概有内外两端:一为外感温热毒邪直接侵入(包括生物性、物理性、化学性等因素);二为内生之火极而蕴结化毒(包括禀赋、七情、饮食、劳倦等因素)。病机为热毒内陷骨髓,或煎灼精髓,髓枯而血无以化生;或热毒阻络,髓道瘀滞,新血难以释放、转输以供体用;或热毒直接耗伤气血,而致气损血亏;或热毒蒸煎,血沸而溢出脉道,溢则血更虚,血虚而毒益盛,形成恶性循环,病情日见深重,久治难愈。总之,热毒施虐,内陷骨髓,耗血、动血、阻络、伤精毁髓血源枯涸为其主要病机。而脾肾损伤,气血亏虚,阴阳失衡则常是热毒施虐的继发病理。许多清热解毒中药不仅具有抑菌及减毒两方面的作用,而且更重要的是某些清热解毒药的主要作用并非其抑菌部分,而是调节免疫功能,解除对骨髓造血的抑制又可改善骨髓微环境,促进造血功能的恢复,从而使患者的贫血、出血等症状改善,外周血象升高。周仲瑛在治疗诸如再生障碍性贫血、血小板减少症、紫癜之类疾病时,常常用中药花生衣,此药味甘、微苦,性涩、平,归脾、肝经,具有养血止血,散瘀消肿结之功。周仲瑛用此药,取其养血止血之功,临床疗效明显。现代实验研究也证实,花生衣能对抗纤维蛋白的溶解,促进骨髓造血机能,改善血小板的质量,加强毛细血管的收缩机能,对出血以及出血引起的贫血有明显疗效。

第3章 看中医如何对抗慢性粒细胞白血病

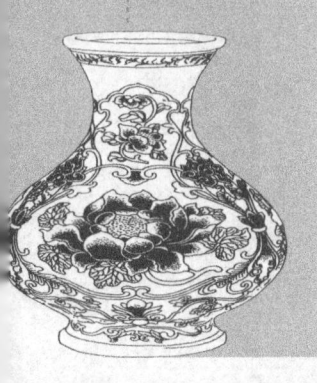

慢性粒细胞白血病（简称慢粒，CML）是一种骨髓增殖性疾病，在我国位于白血病的第三位。其特点是粒系(包括已成熟的和幼稚阶段的粒细胞)产生过多。在疾病早期，这些细胞尚具有分化的能力，且骨髓功能是正常的。本病起病缓慢，早期可以没有任何症状，最早出现的自觉症状往往是乏力、低热、多汗或盗汗、体重减轻等代谢亢进表现。最突出的体征是脾肿大。由于症状进展缓慢，就医时往往离起病已有数月之久。本病常于数年内保持稳定，最后转变为恶性程度更高的疾病。患者以年龄在30~40岁居多，20岁以下者罕见。

根据临床症状,慢粒属中医学"积聚"、"虚劳"、"血证"范畴。

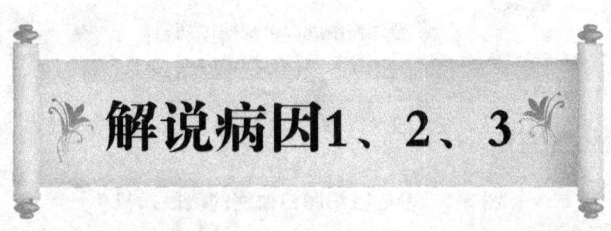

解说病因1、2、3

传统医学认为慢粒是内伤与外感相互作用所致。《诸病源候论》:"积聚者,由阴阳不和,脏腑虚弱,受于风邪,搏于脏腑血气所为也。"可见本病的发生乃先天禀赋不足或后天失养引起脏腑亏虚,或由于外感六淫、内伤七情等引起气血功能紊乱,脏腑功能失调,致使毒邪乘虚而入,为气血痰食邪毒相互搏结而引起本病。

1. 情志失调

《济生方·积聚论治》中说:"有如忧思喜怒之气,人之所不能无者,过则伤乎五脏……乃留结为五积。"由于七情内伤,导致气机不畅,肝气郁结,气滞血瘀而发病。

2. 饮食不节

《景岳全书》载有:"脾胃不足乃虚弱失调之人,多有积聚之病。"饮食无节,损伤脾胃,痰浊内生,久聚成积。

3. 起居无常

《灵枢·百病始生篇》说:"积之始生,得寒乃生。"起居失常,寒温不调,邪毒侵袭,气血失和而得病。

"气寒不通,血壅不流",气行则血行,气滞则血瘀。正气不足,毒邪入侵,客阻经络,结块成形;毒邪太盛,伤其正气,邪毒内聚,滞留不散,交合成块。可谓"正气存内,邪不可干"、"邪气所凑,其气必虚"。正气不足为病之根本,邪实瘀毒为病之标,病位在肝、脾、肾,乃慢性粒细胞白血病虚实夹杂之证(见图3-1)。

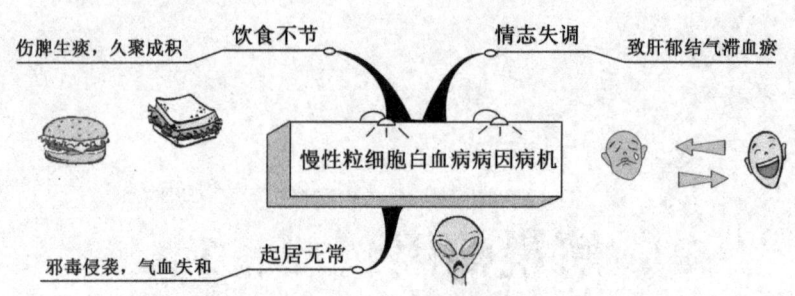

图3-1 慢性粒细胞白血病的病因病机

中医治病，先要辨证

1. 气滞血瘀

主证：胸腹胀满、胁下有块，颈、腋及腹股沟瘰核结聚（淋巴结肿大），软而不坚，固定不移，骨痛，苔薄脉弦滑，舌背下静脉怒张等。

治法：疏肝理气，活血化瘀。

方药：膈下逐瘀汤加减（延胡索、乌药、枳壳、红花、当归、莪术、三棱、五灵脂、丹皮、赤芍、青黛、雄黄）。

方解：方中延胡索、乌药、枳壳疏肝理气；红花、当归、莪术、三棱、五灵脂活血化瘀；丹皮、赤芍具有活血止血双重作用，以防活血过量引起出血；佐以青黛、雄黄解毒祛瘀；甘草调和诸药。

加减：如纳差加砂仁。

2. 正虚瘀结

主证：积块坚硬，疼痛不移，神疲倦怠，不思饮食，消瘦脱形，面色萎黄，自汗盗汗，肌肤甲错，头晕心慌，唇甲少华，舌淡或暗，脉弦细或沉细。

治法：益气养血，活血散瘀。

方药：八珍汤加味（党参、白术、茯苓、当归、首乌、阿胶、三棱、莪术、红花、延胡索、青黛、雄黄）。

方解：八珍汤为益气养血之代表方，方中党参、白术、茯苓健脾益气；当归、首乌、阿胶补血；三棱、莪术、红花、延胡索活血散瘀；佐以青黛、雄黄解毒祛瘀。

加减：如阴血不足，加地黄、麦冬、枸杞子滋阴，出汗多加用五味子敛阴。

3. 热毒炽盛

主证：发热持续，汗出不解，烦躁不安，甚则谵语神昏，口燥而不甚渴，胁下肿块继增，硬痛不移，倦怠乏力，形体消瘦，面色晦暗，骨节剧痛，或衄血不止，舌红无苔，脉细数。

治法：清热凉血。

方药：犀角地黄汤(水牛角、生地、丹皮、赤芍、金银花、黄芩、黄连、青黛、白花蛇舌草、龙葵)或清营汤加减。

方解：方中犀角(以水牛角代替)、生地、丹皮、赤芍清热凉血；金银花、黄芩、黄连清热解毒，佐以青黛、白花蛇舌草、龙葵以解毒。

加减：壮热不退加生石膏、知母、生甘草；便血加用白及粉、三七粉；尿血选大蓟、小蓟；齿龈出血加藕节、白茅根等(见图3-2)。

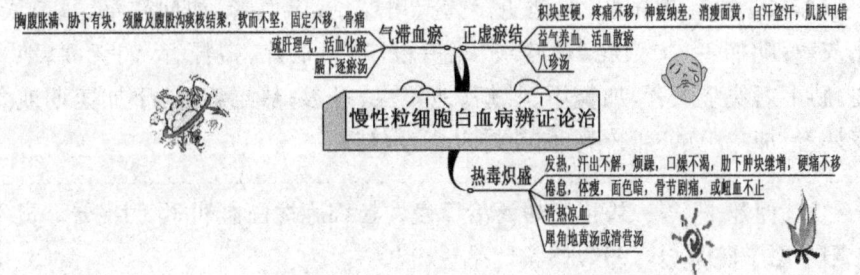

图3-2　慢性粒细胞白血病的辨证论治

慢性粒细胞白血病的大医之法

大医之法一：扶正补虚方

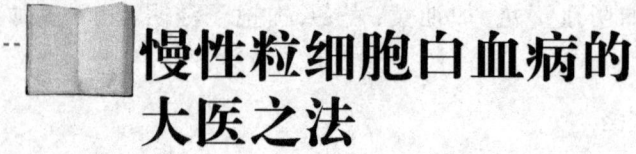

(1) 何建平验方

药物组成：碧玉散、柴胡、黄芩、半枝莲、白术、党参、茯苓、法半夏、黄芪、当归、丹皮、炒枳壳。

功效：健脾益气，清热解毒，活血行瘀，理气散结。

主治：慢性粒细胞性白血病本虚标实证。

加减：胁痛、骨痛者，加延胡、芍药、川楝子；出血者，加仙鹤草、藕节炭、十灰散；咽痛者，加银花、板蓝根、北豆根；反复低热、盗汗者，加青蒿、地骨皮；胁下痞块坚大者，加鳖甲、牡蛎、地鳖虫、丹参；热毒盛、处于加速期或急变期者，加龙胆草、蒲公英、白花蛇舌草、六神丸。

［何建平，等．碧玉柴胡汤治疗慢性粒细胞性白血病 37 例报告．贵阳中医学院学报，1996，18(3)：28～29］

(2) 史中州验方

药物组成：生地 18g，熟地 18g，杜仲 20g，枸杞子 15g，五味子 8g，怀山药 25g，西洋参 15g，茯苓 15g，蒲公英 18g，地丁 15g，半枝莲 15g，白花蛇舌草 30g，青黛 10g，当归 10g，女贞子 15g，甘草 6g。

功效：补肾生精生髓，解毒祛邪。

主治：慢性粒细胞性白血病肾虚邪陷证。

［史中州．地黄杜仲汤治疗慢性粒细胞性白血病 80 例．光明中医，2008，23(6)：792～793］

(3)应平平验方

药物组成:太子参15g,天门冬12g,生地12g,青蒿9g,地骨皮9g,蛇舌草30g,龙葵9g,半枝莲9g,旱莲草12g,枸杞子12g,炙鳖甲15g,山豆根12g,连翘9g,忍冬藤9g,鸡内金9g,炙甘草9g。

功效:益气养阴。

主治:慢性粒细胞性白血病气阴两虚证。

[应平平.慢性粒细胞性白血病20例临床疗效观察.上海中医药杂志,1997(6):31]

(4)刘朝霞验方1

药物组成:黄芪、太子参、白术、当归、土贝母、生地黄、麦冬、生牡蛎、玄参、莪术。

功效:益气养阴,化瘀散结。

主治:慢性粒细胞性白血病气阴两虚证。

[刘朝霞,等.慢性粒细胞性白血病合并骨髓纤维化12例.山东中医杂志,1996,15(5):222~223]

(5)刘朝霞验方2

药物组成:黄芪、党参、当归、白术、白芍、熟地黄、茯苓、枸杞子、生牡蛎、土贝母、白花蛇舌草、土茯苓、阿胶。

功效:补气养血,化瘀消癥。

主治:慢性粒细胞性白血病气血双亏证。

[刘朝霞,等.慢性粒细胞性白血病合并骨髓纤维化12例.山东中医杂志,1996,15(5):222~223]

(6)马玉杰验方1

药物组成:熟地、山药、枸杞子、山茱萸、菟丝子、巴戟天、鹿角胶、龟甲胶、半枝莲、穿心莲、党参、白术、茯苓。

功效:补益脾肾。

主治:白血病化疗中脾肾亏虚证。

［马玉杰,等．中医药辨证分型在白血病化疗阶段的运用分析．实用中医内科杂志,2011,25(4):62～63］

(7)马玉杰验方2

药物组成:太子参、党参、当归、熟地、阿胶、黄芪、枸杞子、旱莲草、白花蛇舌草、金银花、连翘。

功效:益气养血。

主治:白血病化疗中气血两虚证。

［马玉杰,等．中医药辨证分型在白血病化疗阶段的运用分析．实用中医内科杂志,2011,25(4):62～63］

(8)梁贻俊验方

药物组成:熟地 20～50g,生地 30g,山萸肉、黄芪各 15～30g,炒白术 20～30g,当归 6～10g,黄芩 15g,黄连、黄柏各 20g,卷柏 15～30g,红花 6～10g,生山楂 10g,山慈姑 6～10g,生姜 2～3 片。

功效:滋阴益气,解毒,化瘀散结。

主治:慢性粒细胞性白血病慢性期久病气阴暗耗证。

加减:嗜碱粒细胞增高时可重用熟地、山萸肉、五味子;原始与早幼粒细胞偏高时可加青黛、白花蛇舌草、半枝莲、山豆根,配合服用六神丸。长期使用干扰素出现网织红细胞降低、红细胞系统受抑制时,可加仙灵脾、巴戟天,重用黄芪、当归;为防干扰素致肺与骨纤维化,还应加用化痰、活血药物。

［侯丕华,等．梁贻俊对慢性粒细胞性白血病的认识与治疗经验．北京中医,1999(2):7～9］

大医有话说

此类证型多见面色苍白,头晕乏力,心悸气短,失眠,自汗,舌淡苔白,脉细或细弦等。《医宗必读》谓:"积之成,正气不足而后邪踞之。"以正气亏虚为本,邪毒内蕴为标。化疗过程中化疗药物又破坏造血功能,大多数患者出现贫血,白细胞下降,血小板减少,毒浸骨髓,热入营血,迫血离经而出血,出血过多加重贫血,气血大伤而致气血双虚。对于此类患者宜用扶正补虚法进行治疗。扶正中药不仅能够扶助正气,调整脏腑功能,提高机体免疫力,减轻化疗药物对机体的损害,而且能够提高机体对化疗的敏感性,增强和巩固疗效,在白血病化疗中应用较为广泛。

大医之法二:清热化瘀方

搜索

(1)应平平验方

药物组成:青蒿12g,地骨皮12g,赤芍9g,丹皮9g,三棱9g,莪术9g,丹参12g,白英15g,蛇舌草30g,山慈姑9g,炙鳖甲15g,炙龟甲15g,山栀9g,枳壳9g,制川军9g,生甘草9g。

功效:清热化瘀,疏肝理气。

主治:慢性粒细胞性白血病肝郁气滞证。

[应平平.慢性粒细胞性白血病20例临床疗效观察.上海中医药杂志,1997(6):31]

(2)刘朝霞验方

药物组成:生地黄、犀角粉、白花蛇舌草、玄参、半枝莲、紫草、小蓟、仙鹤草、板蓝根、蒲公英、连翘、西洋参。

功效:清热解毒,凉血止血。

主治:慢性粒细胞性白血病热毒炽盛证。

[刘朝霞,等.慢性粒细胞性白血病合并骨髓纤维化12例.山东中医杂志,1996,15(5):222~223]

(3)马玉杰验方

药物组成:黄连、栀子、黄芩、白花蛇舌草、青黛、石膏、银花、连翘、大黄。

功效:清热解毒凉血。

主治:白血病化疗中热毒炽盛证。

加减:若热盛动血,可加生地、丹皮、赤芍、旱莲草、茜草等。

[马玉杰,等.中医药辨证分型在白血病化疗阶段的运用分析.实用中医内科杂志,2011,25(4):62~63]

(4)刘宝文验方

药物组成:太子参 20g,麦冬 15g,党参 40g,茯苓 20g,白术 20g,砂仁 15g,丹参 20g,当归 15g,陈皮 15g,白豆蔻 15g,藿香 15g,佩兰 15g,白花蛇舌草 40g,半枝莲 40g,桃仁 15g,红花 10g,甘草 15g。

功效:清热解毒,芳香化浊,益气养阴,活血化瘀。

主治:老年白血病湿浊邪毒内蕴证。

> [谭大义,等.刘宝文教授治疗老年人白血病的经验.河南中医,2008,28(3):30～31]

(5)梁贻俊验方

药物组成:黄连、黄柏、知母各 15～30g,青黛 6～10g,青蒿 15～30g,白花蛇舌草 30～50g,龙葵、赤芍、元参各 20～40g,生地 20～40g,熟地、石斛、花粉各 15～30g,陈皮 10～15g。

功效:清髓毒热,滋补肾阴。

主治:慢性粒细胞性白血病慢性期,初发毒邪浸髓证。

> [侯丕华,等.梁贻俊对慢性粒细胞性白血病的认识与治疗经验.北京中医,1999(2):7～9]

(6)于正怀验方

药物组成:野菊花 15g,甘枸杞 30g,山萸肉 30g,生地黄 24g,青蒿 10g,鳖甲 30g,丹皮 10g,白薇 30g,寒水石 30g(先煎),生石膏 30g(先煎),六一散 30g,猪殃殃 50g。

功效:滋补肝肾,凉血透热。

主治:慢性粒细胞性白血病热毒伤肾,肝肾阴虚证。

> [于正怀.孙秉华治疗慢性粒细胞性白血病的经验.中医药研究,1998,14(5):30～32]

大医有话说

对于白血病所致毒热炽盛的患者宜用清热解毒法进行治疗。清热解毒法多用于白血病尚未进行系统化疗或化疗的诱导缓解阶段,临床表现邪实为主,正气为衰。研究表明,许多清热解毒药都具有抗癌细胞作用,可与化疗药物发挥协同作用,同时尚能增强机体的抗感染能力,防治化疗中常易出现的感染倾向。常用药物分两大类:①清热凉血解毒:如水牛角、羚羊粉、人工牛黄粉、赤芍、丹皮、黄连、黄芩、黄柏、知母、栀子、青黛等。②抗癌解毒:如白花蛇舌草、半枝莲、龙葵、蛇莓、蟾酥、卷柏等,根据疾病辨证分期不同随机选用。

大医之法三:活血化瘀散结方

搜索

(1)马玉杰验方

药物组成:桃仁、红花、当归、赤芍、牛膝、三棱、莪术、夏枯草、山慈姑。

功效:活血化瘀,消痰散结。

主治:白血病化疗中痰瘀互结证。

[马玉杰,等.中医药辨证分型在白血病化疗阶段的运用分析.实用中医内科杂志,2011,25(4):62~63]

(2)马明验方

药物组成:生牡蛎、鳖甲各30g,穿山甲15g,地鳖虫、枳实各12g,黄芪20g,桃仁、红花、青皮各10g,青黛2g。

功效:活血散结,解毒消癥。

主治:慢粒慢性期巨脾症。

[马明.慢性粒细胞白血病证治探讨.浙江中医杂志,1996(3):123~125]

(3)周莲云验方

药物组成:壁虎30条,蜈蚣30条,朱砂15g,枯矾40g,皂角15g,青黛50g,汉三七30g,乌蛇50g,白僵蚕25g。共研细面,每服2g,日2次。辅以汤药:白花蛇舌草30g,半枝莲20g,黄精40g,党参20g,沙参20g,马齿苋50g,白芍15g,丹参20g,黄药子20g,重楼20g,紫草20g,阿胶15g。

功效:活血化瘀,佐以清热解毒。

主治:慢性粒细胞性白血病脉络瘀阻证。

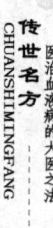

［周莲云，等．消白散为主治疗慢性粒细胞性白血病二例报告．辽宁中医杂志，1982(12):35］

(4)于正怀验方

药物组成:党参30g,西洋参10g,盐水炒鳖甲30g,甘枸杞30g,砂仁拌熟地30g,生蛤壳30g,生牡蛎30g,海藻带各30g,大贝母10g,炙水蛭10g,地鳖虫10g,制乳没10g,五灵脂10g,泽兰15g。

功效:化痰消瘀,扶助正气。

主治:慢性粒细胞性白血病痰瘀互结,肾气亏损证。

［于正怀．孙秉华治疗慢性粒细胞性白血病的经验．中医药研究，1998,14(5):30～32］

(5)沈一平验方

药物组成:藤梨根、白花蛇舌草、墓头回、薏苡仁各30g,青黛12g,丹参、蒲公英各15g,当归9g,陈皮、青皮各5g,生甘草3g。

功效:活血化瘀,清热解毒。

主治:慢性粒细胞性白血病毒瘀阻络证。

加减:肝脾肿大明显者加桃仁、红花各6g,丹皮9g,赤芍12g;有发热口干、便结、舌红、脉洪者加大黄6g,生石膏30g,知母12g,贯众、苦参各15g;有贫血头晕气短、面白乏力者加太子参30g,生黄芪、山药各15g,白术、茯苓各12g,山萸肉9g;有腹胀、纳呆、便溏、胸满、舌淡苔白腻者加半夏、竹茹、白芥子各9g,莱菔子、茯苓各12g,川朴花5g;有皮肤紫癜、鼻衄、齿衄者加白茅根、水牛角、紫草、仙鹤草各30g,大小蓟各15g;有关节疼痛、两足浮肿者加宣木瓜、丝瓜络各12g,海风藤15g,羌活9g;有低热、盗汗、羸瘦、口干、潮热、舌红少苔、脉细者加麦冬、五味子、丹皮各9g,生地12g。

［沈一平,等．清毒祛瘀汤合西药治疗慢性粒细胞性白血病16例．浙江中医杂志,2004(11):476～477］

大医有话说

本型以肝脾肿大及淋巴结肿大为主,胸胁痞满,痛不可耐,伴有贫血、出血、低热,面色晦暗,舌质淡紫或有瘀点瘀斑,脉涩或弦数。王清任《医林改错》云:"肚腹积结皆有形之血。"又云:"气无形不能结块,结块者,必有形之血也,血受寒则凝结成块,血受热则煎熬成块。"唐容川也指出:"瘀血在经络脏腑之间,则结为瘤瘕。"可见血瘀与瘤积、肿块的形成密切相关。从血液流变学上来看,慢粒患者的外周血中出现大量中、晚幼粒细胞,这些细胞体积大而变形能力差,对血液黏度产生较大的影响。体外实验表明,白细胞悬液达15%即可显示其增高血黏度的作用,低切变速率时白细胞在微血管内会形成堆积,当微血管管径为白细胞直径的75%时,白血病细胞就可阻断该处血流,与原始淋巴细胞相比,原始粒细胞对血管壁有更大的黏附性。白血病细胞在微循环的郁滞,使器官组织缺血、缺氧,局部浸润可导致血管壁的损坏和破裂,这些因素加上白血病细胞可释放促凝物质,使患者易并发血栓,甚至发生弥漫性血管内凝血。因此治宜活血化瘀,消癥散结。活血化瘀一则消除髓血瘀滞,通畅血脉,有助于解毒、扶正药力的发挥;二则可防毒瘀再结,导致病势发展;三则对本病后期合并骨髓纤维化起预防作用。本法的运用,在病之初期,虽无明显瘀象,但毒伏于内,易致气滞血瘀,故应用少量活血之品,可延缓毒瘀毒结、癥积形成;病至中末期,瘀象毕至,癥积显著,可适当加大活血药量,但不宜用破血之品。常用药物如丹参、红花、桃仁、山楂、泽兰、姜黄、郁金等。现代研究证实活血化瘀药能够改善机体微循环,促进骨髓造血功能,调节免疫机能,有些活血化瘀药还对肿瘤细胞有直接抑杀作用,同时也能使化疗药物容易到达病灶所在,增强化疗药物的疗效。同时注意调气,在活血化瘀方中多佐以枳壳、香附、柴胡等行气之品,疗效甚佳。

大医之法四:清肝化瘀方

搜索

(1)应平平验方

药物组成:三棱10g,莪术10g,黄芩12g,山栀10g,龙胆草6g,赤芍药10g,牡丹皮12g,青蒿12g,地骨皮15g,白花蛇舌草30g,白英15g,狗舌草30g。

功效:清肝化瘀,理气消积。

主治:慢性粒细胞性白血病肝热血瘀证。

加减:头晕乏力加太子参25g;食欲不振加木香6g,砂仁3g(后下);口干欲饮加生地黄15g,麦冬15g,炙龟甲15g;盗汗加浮小麦30g,瘪桃干15g;失眠烦躁加酸枣仁 10g,夜交藤 30g,珍珠母 30g(先煎)。

[应平平,等.清肝化瘀汤治疗慢性粒细胞性白血病临床观察.上海中医药杂志,2004,38(8):16~17]

(2)郑秋惠验方

药物组成:三棱、莪术、黄芩、山栀各 10g,龙胆草 6g,赤芍 10g,丹皮、青蒿、地骨皮各 15g,白花蛇舌草 30g,白石英 20g,虎杖、茯苓、苍术、白术各 15g。

功效:健脾清肝化瘀。

主治:高原慢性粒细胞白血病肝热血瘀证。

加减:头晕乏力加太子参 30g;食欲不振加木香 10g,砂仁 30g(后下);口干欲饮加生地 15g;盗汗发热加炙鳖甲 15g,浮小麦 30g;失眠烦躁加酸枣仁 10g,夜交藤、珍珠母(先煎)各 30g。

[郑秋惠.中西医结合治疗高原慢性粒细胞白血病临床观察.辽宁中医杂志,2005,32(5):453~454]

(3)王运律验方

药物组成:龙胆草 6g,黄芩、山栀各 9g,太子参 15g,生地 12g,黄连 3g,大黄 9g,三棱 12g,莪术 15g,枳壳 9g,制香附 6g,青黛 3g。

功效:清肝化瘀。

主治:慢性粒细胞白血病肝热血瘀证。

加减:脾虚甚者间以六君子汤加减调其脾胃;肝火旺者加用龙胆泻肝丸泻肝胆实火;肝郁气滞甚者辅以柴胡疏肝散加减疏肝解郁。

[王运律,等.清肝化瘀法为主治疗慢性粒细胞白血病 52 例.辽宁中医杂志,2001,28(10):601~602]

(4)赵琳验方

药物组成:青蒿 12g,地骨皮 15g,青黛 10g,牡丹皮 15g,黄芩 12g,三棱 15g,莪术 15g,栀子 15g,狗舌草 15g,白花蛇舌草 15g。

功效:清肝热,活血化瘀。

主治:慢性粒细胞性白血病肝热血瘀证。

［赵琳,等.中西医结合治疗慢性粒细胞性白血病60例临床观察.山东中医杂志,2008,27(3):180～181］

大医有话说

肿瘤的发生、发展、转归和患者的性格特征、心理因素密切相关。患者在得知患肿瘤后,多伴抑郁、不安、悲观、焦虑等心理反应。这些负性情绪会削弱机体的免疫功能,影响疾病的转归。中医学一直认为,情志因素是致病主要因素之一,疾病也可以引起情志的波动。"因病致郁",郁证是最常见症状之一。郁证,首先影响机体的气机,后伤及脏腑的生理功能及血液的运行。肝脏是调畅气机的中枢。肝主疏泄,郁怒不畅,使肝失条达,气失疏泄。"木郁达之",治疗郁证,宜疏肝解郁,疏通气机,调畅情志。CML证属中医积聚等范畴,慢性期乃正气不足,邪毒内陷,气滞血瘀,郁而化热,肝热血瘀,特点是邪热盛兼气血耗伤。在患者尚处于慢性期阶段,采用清肝化瘀中药结合干扰素治疗,可延长患者的慢性期,延缓急变发生。

第4章 过敏性紫癜真吓人，名医帮你赶走它

过敏性紫癜，又称许兰·亨诺血管炎，是最常见的毛细血管变态反应性疾患。临床表现最常见的是皮肤紫癜，为出血性的丘疹或红斑，常略隆起，呈暗红色，多分布于四肢伸侧及臀部，对称分批出现。此外，尚有过敏性皮疹及血管神经性水肿，关节炎，腹痛和肾炎、肾病综合征等症状。多见于青少年，男性多于女性。腹型、关节型多属轻症，病程短，预后佳，但治疗不当或延误治疗，可转化为肾型。治疗上，主要采用消除诱因，避免过敏物质，消除感染，驱除肠道寄生虫，运用抗组胺药、止血药、改变血管脆性药、肾上腺皮质激素及免疫抑制剂等综合措施。

本病归属于中医"紫癜"、"葡萄疫"、"肌衄"、"血证"等病范畴。

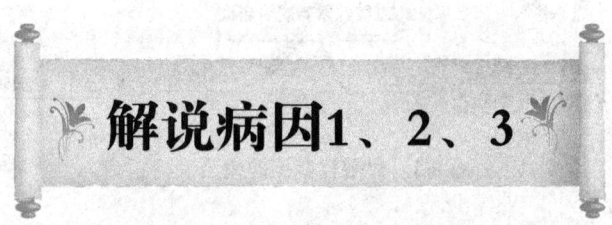

解说病因1、2、3

1. 邪毒内蕴

外邪入侵,是引起紫癜的重要原因。风热毒蕴,侵犯腠理,深入营血,病及血脉,导致血溢脉外。少则成点,多则成片,瘀积肌腠之间,则见皮肤青紫斑点或斑块;溢于脏腑、关节,瘀阻脉道,故可见关节肿痛、腹痛。

2. 阴虚内热

由于饮食劳倦,情志不舒,或房劳过度,久病伤肾,造成肾精亏虚,阴虚内热。虚火伤及脉络,血溢于肌肤之间而形成紫癜;肾阴不足,虚火内灼,肾络受损,故可见血尿。

3. 气不摄血

久病不愈,反复出血,气随血去,以致气血亏耗;或后天调养失宜,脾胃受损,统摄失职,血不循经而溢于脉外致皮肤紫癜。

4. 瘀血阻滞

热毒内炽,营阴被灼,血液黏滞难行;或血溢脉外,瘀血停滞经络;久病入络,致血瘀脉阻,血行不畅,瘀血停滞于四肢关节、脏腑脉络,可致关节疼痛、腹痛(见图4-1)。

由此可见,本病病在脉络,基本病机为气火逆乱,血不循经,络伤血溢。但气有盛衰,火有虚实,早期以火热亢盛,迫血妄行为主;后期多见气虚不摄。或阴虚火旺,灼伤血络,且与血脉瘀滞有关。

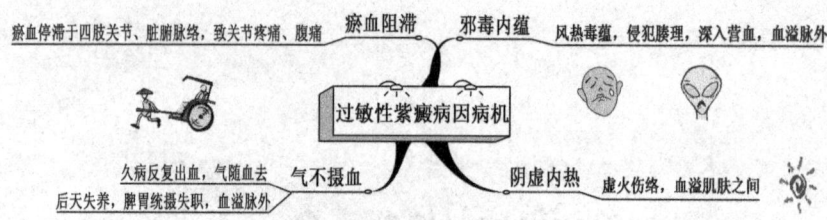

图 4-1 过敏性紫癜的病因病机

中医治病，先要辨证

过敏性紫癜以风热毒邪侵犯为其多见病因，血热妄行为常见病机，血瘀阻络是其主要病理环节，久病则气虚血亏为主，常夹风、兼湿、瘀血内阻。治疗原则是疏风清热祛湿、凉血养阴。属实火者，当以疏风、清热、解毒、除湿为主。属虚火者，当侧重滋阴清热凉血、益气摄血。根据实火和虚火之紫癜与"瘀"并存的观点，应配伍止血、化瘀消斑的药物，即在治疗中始终贯穿活血止血的原则。

1. 风热伤络

主证：初起可有发热，微恶风寒，咽痛口渴，心烦，舌红苔薄黄等，继则风热伤络而有下肢紫癜，病程较短，紫癜色红或红紫，出没迅速，皮肤瘙痒或起风团，或伴有腹痛，甚则血尿，便血，脉浮。

治法：祛风清热，解毒凉血。

方药：银翘散或消风散加减（金银花、连翘、荆芥、牛蒡子各 15g，白鲜皮、白蒺藜各 10g）。

加减：咽痛加玄参、板蓝根各 10g；皮疹瘙痒加地肤子、蛇床子各 10g；关节痛加桑枝、羌活各 10g；尿血加白茅根、生地各 10g；腹痛加白芍 15g，木香 10g，枳壳 10g，郁金 15g，甘草 5g；便秘加胡麻仁 15g；便血加地榆炭 15g，槐花 15g。

2. 热盛伤络

主证：热毒炽盛，迫血妄行，损伤血络，出血较重。下肢可见大片紫癜，或腹痛、便血、血尿,烦躁不安,口干喜凉饮,舌红绛,脉滑。

治法:清热凉血,活血止血。

方药:犀角地黄汤加味(水牛角30g,生地黄12~15g,赤芍、紫草、丹参、牡丹皮、鸡血藤、连翘各6~10g,生甘草3g)。

加减:伴发热咽肿者加金银花6~10g,板蓝根15~30g;咳嗽者加杏仁、黄芩各6~10g,鱼腥草15~30g;皮肤瘙痒者加制天虫6g,白蒺藜、徐长卿各6~10g;关节肿痛者加防己、怀牛膝、桑枝各6~10g;腹痛者加木香、延胡索各6g;便血者加地榆炭、侧柏炭各10g;呕吐者加藿香、制半夏各6g;尿血者加小蓟10~15g,旱莲草6~10g,白茅根15~30g;蛋白尿者加黄芪、金樱子、芡实各10~15g,薏苡仁30g。

3. 湿热内阻

主证:湿毒内阻者,多犯人体下部也,《内经》指出,"伤于湿者,下先受之",常见关节肿痛,下肢浮肿;湿热阻滞络脉,迫血妄行而致紫癜、血尿,或腹痛、便血;兼见口苦口黏,口干不欲饮水,纳食不香,大便不爽或溏泄,神倦乏力,胸闷痞满,舌苔黄腻,脉滑。

治法:清热化湿,宁血消瘀。

方药:泻脾散加味(藿香、紫苏、黄芩、连翘各10g,姜半夏、茯苓、金银花、板蓝根、白鲜皮各20g,甘草5g)或四妙散(苍术、川牛膝、黄柏各10~15g,薏仁30g)加茜草根、紫草等。

加减:皮肤型伴皮肤瘙痒者加用地肤子,重用白鲜皮;腹型加用白芍、甘草;关节型加用牛膝、豨莶草、伸筋草;上肢痛甚加桑枝、羌活,下肢痛甚加独活、怀牛膝、薏苡仁、苍术、黄柏;伴腹痛纳呆、脘闷口臭,加黄连、葛根;尿中有红细胞则重用白茅根,有尿蛋白加用芡实;兼有瘀血者加大黄。

4. 肝肾阴虚

主证:阴虚火旺,虚火伤络,亦可出现下肢紫癜及血尿。兼见手足心热,口干喜饮,大便干结,舌红少津,脉细弱。

治法:滋阴降火,宁络止血。

方药:知柏地黄汤加减(炒黄柏6g,炒栀子9g,丹皮12g,泽泻9g,生地黄9g,山茱萸9g,山药12g,茯苓12g)。

加减:阴虚发热者加地骨皮、银柴胡各10~15g;尿血者加白茅根、蒲黄炭各15g；瘀血明显者加桃仁、红花各10~15g。

5. 气不摄血

主证：多因禀赋不足，或疾病反复发作，则气不摄血，脾不统血，血失统摄，不循常道，多见于过敏性紫癜中后期。临床表现为紫癜反复发作，迁延不愈，紫癜隐约散在，色较淡，劳累后加重。同时可见神疲倦怠，气短乏力，食少懒言，心悸头晕，面色萎黄，舌淡齿痕，薄白苔或少苔，脉虚细。

治法：补气摄血。

方药：归脾汤加味（党参12g，白术12g，茯苓15g，熟地黄9g，丹皮9g，当归9g，赤芍6g，紫草9g，炒茜草9g，仙鹤草9g，旱莲草9g）。

加减：皮下瘀斑多者加丹参15g，三七粉5g；便血者加地榆炭15g，槐花15g；尿血者加藕节炭5g，白茅根15~30g；蛋白尿者加益母草、金樱子、覆盆子、莲子须各15g。

6. 瘀血阻络

主证：病程较长，反复发作，紫癜色紫暗或紫红，关节痛及腹痛，皮肤粗糙，白睛布紫或紫红色血丝，咽干不欲饮，舌体暗或有瘀斑，苔薄白或薄黄，脉涩或弦。

治法：活血化瘀。

方药：桃红四物汤加减（桃仁10g，红花10g，生地15g，当归15g，川芎10g，赤芍15g）。

加减：可适当加用紫草、茜草、三七、云南白药等；兼有瘀热者加蒲公英15g，连翘15g，蝉蜕10g；关节痛加秦艽15g，防己10g；腹痛甚者加川楝子15g，元胡粉15g；肾脏受累，见血尿、蛋白尿和管型尿者，宜加水蛭、炙穿山甲、紫花地丁、白花蛇舌草；蛋白尿显著者加黄芪、蝉蜕。

综上所述，本病的形成虽有不同的病因病机，但总不外乎实证和虚证两大类，疾病初期、急性期出血属热、属实者为多，且多为新病，出血往往导致不同程度的瘀血内阻，当注重祛风、清热、除湿、凉血活血法并用。虚证有阴虚火旺与气虚失摄，治以滋阴降火或补气摄血为主。由于本病病情较复杂，常有虚实夹杂，应根据临床实际，区别不同情况，并依据风、湿、热、虚、瘀轻重不同进行加减（见图4-2）。

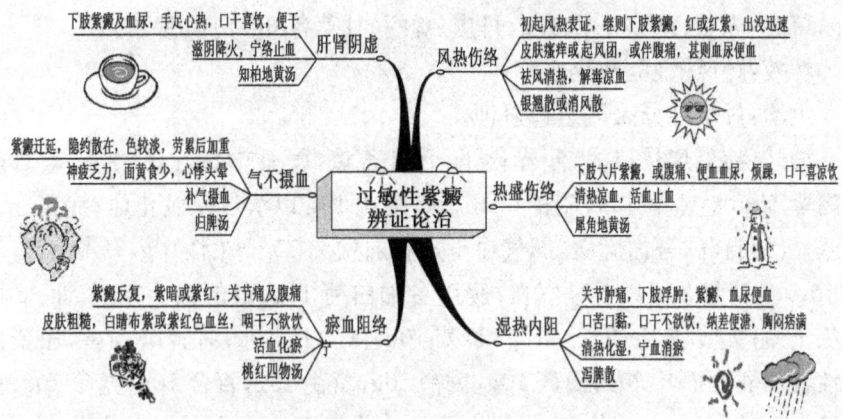

图 4-2 过敏性紫癜的辨证论治

过敏性紫癜的大医之法

大医之法一：疏风清热方

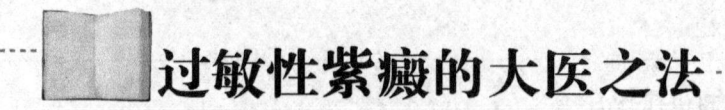

(1)李秀军验方

药物组成：金银花、连翘、荆芥、牛蒡子各15g，白鲜皮、白蒺藜各10g。

功效：疏风散邪，清热止痒。

主治：过敏性紫癜风热伤络症。

加减：咽痛加玄参、板蓝根各10g；关节痛加桑枝、羌活各10g；尿血加白茅根、生地各10g。

[李秀军．辨证论治过敏性紫癜36例．四川中医，2008，26(2)：88～89]

(2)刘志宏验方

药物组成：金银花、连翘、蒲公英、白鲜皮、土茯苓各15g，生地黄、防风各

12g,萆薢、赤芍、地肤子各10g,丹皮、蝉蜕、甘草各6g,白蒺藜30g。

功效:疏风散邪,清热止痒。

主治:过敏性紫癜风热迫血证。

加减:症见烦热口渴,溲赤便干,舌红苔黄,属血热妄行者,加紫草10g,仙鹤草15g,旱莲草15g,侧柏叶10g,野菊花15g以清热凉血止血;症见乏力纳差,气短自汗,苔白脉缓,属气血不足者加党参15g,白术10g,茯苓12g,当归10g,炙黄芪20g以补益气血;腹痛者加白芍15g,延胡索10g,木香6g以缓急止痛;关节痛者加防己10g,秦艽10g,威灵仙10g;有肾脏损害,尿蛋白阳性者加炙枇杷叶20g,山药10g,黄精10g,黄芪15g,百合10g,党参10g,菟丝子10g,白术10g,茯苓12g,金樱子20g,芡实20g;便血者加大黄炭10g,地榆炭10g;尿潜血阳性者加阿胶10g(烊化),血余炭10g。

[刘志宏. 过敏性紫癜64例治疗体会. 甘肃中医,2007,20(2):23~24]

(3)赵俊萍验方

药物组成:紫草9g,牡丹皮15g,金银花15g,连翘15g,生地12g,桑皮15g,杏仁15g,前胡15g,黄芩15g,藕节炭9g,川贝12g,旱莲草15g,仙鹤草9g,当归9g,白茅根30g,茜草12g,甘草6g。

功效:疏风清热,凉血止血。

主治:风热伤络型紫癜。

[赵俊萍. 辨证分型治疗小儿过敏性紫癜128例. 光明中医,2008,23(4):463~464]

(4)郭改云验方

药物组成:金银花10g,连翘10g,牛蒡子6g,丹皮10g,赤芍10g,生地黄10g,白茅根10g,蝉蜕6g,荆芥炭6g,防风6g,地榆10g,紫草10g,浮萍10g,地肤子10g。

功效:疏风解表,凉血止血。

主治:风热袭表,血有伏热型紫癜。

加减:尿血重用白茅根15g,加茜草10g;腹痛或关节肿痛加当归10g,白芍10g,甘草10g。

[郭改云.辨证治疗小儿过敏性紫癜 76 例分析.光明中医,2008,28(3):325~326]

(5)周健铖验方

药物组成:银花 10g,连翘 10g,竹叶 10g,紫草 10g,益母草 30g,茜草 10g,牡丹皮 10g,蝉衣 6g,丹参 15g,三七 9g,甘草 6g。

功效:疏风清热,凉血止血。

主治:风热伤络型紫癜。

[周健铖.中医辨证治疗小儿过敏性紫癜 54 例疗效观察.国际医药卫生导报,2005,11(20):75~76]

(6)张磊验方

药物组成:连翘 6g,白茅根 15g,荆芥 5g,蝉衣 6g,徐长卿 10g,赤芍 6g,丹参 10g,益母草 10g,乌梅 6g,生地 6g(5 岁小儿量)。

功效:祛风清热,活血化瘀。

主治:小儿过敏性紫癜。

加减:腹痛者加白芍 6g;关节肿痛者加牛膝 6g;尿血者加小蓟 10g,茜草 10g。

[张磊.自拟方加减治疗小儿过敏性紫癜 20 例.光明中医,2009,24(1):84~85]

大医有话说

本病的皮损是多形性的,或为大片发斑,斑色鲜红,高出皮肤,或色淡点细,轻如蚊迹,小如针尖,虽可用中医的"阳斑"、"阴斑"来辨证,但毕竟与温病发斑有所不同,且病情缠绵,其斑往往隐一批,出一批,层出不穷,不似温病发斑,待斑透后邪已外达,渐渐热退神清,病情好转。若单按阳毒发斑的清化方药来治,疗效往往不理想,因此,根据其热毒,还夹有风邪的病机,在金银花、连翘、蒲公英、生地等清热凉血基本方中加入具有抗过敏的祛风药如蝉蜕、防风、白蒺藜、白鲜皮、地肤子等,以提高疗效,缩短病程。现代研究证实黄芩、蝉衣是脱敏要药,能抑制肥大细胞释放组胺,抑制抗原与 IgE 结合,为临床上常用的抗变态反应中药。

大医之法二:清热凉血方

搜索

(1)谢翠珠验方

药物组成:水牛角 30g,生地黄 12～15g,赤芍、紫草、丹参、牡丹皮、鸡血藤、连翘各 6～10g,生甘草 3g。

功效:清热凉血活血。

主治:小儿过敏性紫癜血热妄行证。

加减:伴发热咽肿者加金银花 6～10g,板蓝根 15～30g;咳嗽者加杏仁、黄芩各 6～10g,鱼腥草 15～30g;皮肤瘙痒者加制天虫 6g,白蒺藜、徐长卿各 6～10g;关节肿痛者加防己、怀牛膝、桑枝各 6～10g;腹痛者加木香、延胡索各 6g;便血者加地榆炭、侧柏炭各 10g;呕吐者加藿香、制半夏各 6g;尿血者加小蓟 10～15g,旱莲草 6～10g,白茅根 15～30g;蛋白尿者加黄芪、金樱子、芡实各 10～15g,薏苡仁 30g。

[谢翠珠,等.清热凉血活血法治疗小儿过敏性紫癜 56 例.浙江中医学院学报,2001,25(4):2]

(2)张亦群验方

药物组成:生地黄 12g,金银花、连翘、丹皮、乌梅、赤芍各 9g,蝉衣 3g,土大黄、仙鹤草、生山楂各 15g。

功效:清热凉血。

主治:过敏性紫癜。

加减:热毒炽盛加桑叶 15g;阴虚内热加玄参 9g;气血亏虚加党参 9g;若皮疹甚多,加益母草 30g;若腹部疼痛甚者,加郁金 12g,枳壳 9g;若关节肿痛者,加怀牛膝 15g;尿常规有蛋白者,加生黄芪 15g;有红细胞者,加大蓟 12g,小蓟 12g。

[张亦群,等."清热凉血汤"治疗过敏性紫癜 41 例.上海中医药大学学报,2001,15(1):32～33]

(3)李秀军验方

药物组成:生地 15g,赤芍、丹皮、丹参各 9g,大青叶 15g,三七 3g。

功效:清热凉血,化瘀止血。

主治：血热型紫斑。

加减：伴发热者加双花、连翘、黄芩、栀子各10g；头痛者加川芎、白芷各6g；便血尿血加白茅根、车前子各10g，滑石9g；便血色红者加槐花、地榆各6g；兼见荨麻疹或血管神经水肿者加荆芥、防风各10g，地肤子、白蒺藜各9g。

[李秀军. 辨证论治过敏性紫癜36例. 四川中医,2008,26(2)：88～89]

(4)赵俊萍验方

药物组成：水牛角20g,生石膏20g,生地12g,元参12g,知母6g,赤芍10g,牡丹皮10g,黄芩12g,连翘12g,栀子10g,黄连3g,藕节炭10g,大黄3g,当归10g,甘草6g。

功效：清热解毒，凉血化斑。

主治：血热妄行型过敏性紫癜。

[赵俊萍. 辨证分型治疗小儿过敏性紫癜128例. 光明中医,2008,23(4):463～464]

(5)郭改云验方

药物组成：水牛角30g(先煎)，生地10g,丹皮10g,赤芍10g,玄参10g,麦冬10g,生石膏20g,知母10g,栀子10g。

功效：清热解毒，凉血止血。

主治：血热妄行型紫癜。

加减：尿血加大小蓟各10g；大便出血加地榆炭10g,槐花10g；鼻衄,齿衄加白茅根10g。

[郭改云. 辨证治疗小儿过敏性紫癜76例分析. 光明中医,2008,28(3):325～326]

(6)卢晓验方

药物组成：板蓝根、白茅根、生槐花各20g,生地黄、芍药、蒲公英各15g,水牛角、牡丹皮各10g。

功效：清热解毒，活血凉血。

主治：血热炽盛型紫癜。

加减：瘙痒者加白鲜皮10g；关节红肿疼痛者加海风藤、秦艽各10g。

[卢晓.中医辨证治疗过敏性紫癜80例.陕西中医,2008,29(10):1326～1327]

(7)张志明验方

药物组成:板蓝根30g,白茅根30g,紫草根15g,茜草根15g,生地炭15g,双花炭15g,牡丹皮15g,赤芍10g,生槐花30g,瓜蒌根15g,荆芥10g,防风10g。

功效:清热凉血,活血散风。

主治:血热型紫癜。

加减:关节疼痛者加豨莶草、络石藤;腹痛者加五灵脂、木香;血尿者加小蓟、蒲黄炭、藕节。

[张志明.中医辨证治疗过敏性紫癜105例.河南中医,2007,27(11):52]

(8)李敏验方

药物组成:水牛角粉、生地黄、玄参、丹参、连翘各15～30g,丹皮、栀子、紫草各10g,徐长卿、蝉蜕、茜草各10～15g,金银花10～30g。

功效:疏风散热,凉血解毒。

主治:过敏性紫癜血热证。

[李敏.抗敏灵治疗过敏性紫癜85例临床观察.浙江中医杂志,2006,41(6):337]

大医有话说

过敏性紫癜,热为主因。"六气之邪,皆从火化",致使邪热伤血,络脉受损,络伤血溢,溢于脉外,流于肌肤而成紫癜。过敏性紫癜虽为出血性疾病,但不宜大量用止血药,必须处理好止血与活血之间的辨证关系,要寓行血于止血之中,使血止而瘀祛,既有利于止血,又有助于止痛。现代医学认为过敏性紫癜是一种毛细血管变态反应疾病,身体各部分的小血管壁沉着免疫复合物,引起无菌性血管炎。而清热凉血化瘀药物能降低毛细血管的通透性,通过调整免疫功能及清热抗炎等作用进而消除外源性致病因素,从而阻断疾病的进展。

大医之法三：清热化湿方

搜索

(1) 黄世林验方

药物组成：藿香、紫苏、黄芩、连翘各10g，姜半夏、茯苓、金银花、板蓝根、白鲜皮各20g，甘草5g。

功效：祛湿化浊，清热凉血。

主治：过敏性紫癜湿热中阻证。

加减：皮肤型伴皮肤瘙痒者加用地肤子，重用白鲜皮；腹型加用白芍、甘草；关节型加用牛膝、豨莶草、伸筋草；尿中有红细胞则重用白茅根，有尿蛋白加用芡实。

[陈楠楠. 黄世林论治过敏性紫癜经验. 中医杂志, 2009, 50(3): 208]

(2) 李秀军验方

药物组成：藿香、紫苏、白芷各15g，陈皮、半夏、茯苓、连翘各10g。

功效：清热化湿，凉血止血。

主治：湿热型紫癜。

加减：腹痛难忍者加白芍10g，木香、甘草各5g；紫斑重者加紫草10g。

[李秀军. 辨证论治过敏性紫癜36例. 四川中医, 2008, 26(2): 88~89]

(3) 刘宝文验方

药物组成：黄芩、牛蒡子、防风、当归、白鲜皮、地肤子、苍耳子、蝉蜕、土茯苓、丹皮、赤芍、大青叶、仙鹤草、丹参、大黄、甘草。

功效：清热化湿，祛风活血。

主治：过敏性紫癜湿热互结，血溢脉外证。

[张青宜. 刘宝文治疗过敏性紫癜经验. 辽宁中医药大学学报, 2007, 9(1): 83~84]

大医有话说

湿热型过敏性紫癜多因脾胃不足,脾失健运,胃失和降,湿浊内生,湿浊蕴久化热,热灼血脉,迫血妄行,血溢脉外而发病。从斑点好发部位来看,夹有阴邪。虽是阳斑,但却多发于下半身,《内经》指出,"伤于风者,上先受之,伤于湿者,下先受之"。此类病夹湿,故多犯人体下部。治疗应配合应用淡渗利湿的中药,如藿香、贯众、蝉蜕、防风、土茯苓、地肤子、泽泻、猪苓、萆薢、薏苡仁、芦根、茯苓、茵陈等。

大医之法四:血瘀络阻方

搜索

(1)王建玲验方

药物组成:黄芩、连翘、生地黄、丹皮、丹参、蝉蜕、茜草各10g,金银花、紫草各15g,白茅根30g。

功效:解毒化瘀。

主治:过敏性紫癜性肾炎。

加减:肉眼血尿者加大蓟、小蓟各10g,三七粉2g(冲服);水肿明显者加玉米须、大腹皮各10g;肿消而尿蛋白不消者加益母草10g,芡实12g;腹痛明显者加延胡索、白芍各10g,广木香3g;关节痛者加秦艽10g,忍冬藤15g。

[王建玲,等.解毒化瘀汤治疗过敏性紫癜性肾炎临床观察.中华中医药学刊,2007,25(12):2655～2656]

(2)李秀军验方

药物组成:川芎、赤芍各15g,桃仁、红花各10g,牛膝、地龙各9g,香附6g,羌活、五灵脂各10g,益母草、田七各9g。

功效:活血祛瘀止血,通络止痛。

主治:血瘀型紫斑。

加减:腹痛甚加木香6g。

[李秀军.辨证论治过敏性紫癜36例.四川中医,2008,26(2):88～89]

(3)赵俊萍验方

药物组成:桃仁10g,红花10g,当归6g,川芎6g,赤芍10g,紫草12g,防风10g,苍术10g,牡丹皮10g,蝉蜕9g,生地12g,土茯苓15g,桑枝10g,羌活10g,甘草6g。

功效:活血化瘀,凉斑止血。

主治:过敏性紫癜瘀血阻络症。

[赵俊萍.辨证分型治疗小儿过敏性紫癜128例.光明中医,2008,23(4):463~464]

(4)郭改云验方

药物组成:桃仁10g,红花10g,当归10g,赤芍10g,白芍10g,生地黄10g,丹参10g,三七粉1.5g(冲服),牛膝10g,血余炭10g,花蕊石10g。

功效:养血活血,化瘀消斑。

主治:瘀血内阻型紫癜。

[郭改云.辨证治疗小儿过敏性紫癜76例分析.光明中医,2008,28(3):325~326]

(5)梁治学验方

药物组成:紫草20g,大青叶10g,蝉蜕6g,生地黄10g,牡丹皮10g,赤芍10g,丹参10g。

功效:清热凉血,祛风解毒,活血祛瘀,止血消斑。

主治:小儿过敏性紫癜瘀热阻络症。

加减:初起皮肤紫斑颜色鲜红而脉浮数者,加僵蚕、金银花以祛风清热;病久皮肤瘀斑色深量多者,加三七粉(冲服)以散瘀止血;关节肿痛者,加牛膝、秦艽以活血、通利关节;腹痛便血者,加广木香、地榆以疏通肠络、止血;血尿、蛋白尿者,加大、小蓟并重用白茅根;病程较长、反复发作、气血两虚者加黄芪、首乌。

[梁治学.自拟紫草消斑汤治疗小儿过敏性紫癜.中医儿科杂志,2006,2(3):25~26]

大医有话说

现代医学表明过敏性紫癜的病理改变主要是某些原因造成的无菌性小血管炎性反应,主要累及皮肤、关节、胃肠道和肾脏等处毛细血管受损,内皮增生,通透性增加,有血浆和红细胞渗出,局部纤维化和血栓形成、灶性坏死,这与中医邪毒伤血,迫血外溢发为瘀斑,气血失和,血瘀凝滞的机制是一致的。瘀血既是紫癜的病理产物,又是致病因子,在各型过敏性紫癜的发生和变化过程中不仅有血热,尚有血瘀之证。故在治疗上,既要清热凉血止血,还要抓住瘀血这一特点,根据不同程度配以丹参、三七、泽兰、益母草活血祛瘀止血之品,既符合现代医学及传统医学的理论根据,亦达到瘀血消散、气血调和之目的,从而使临床疗效明显提高,并能有效预防本病的复发。如紫草能抑制毛细血管通透性,抑制局部水肿,缓解胃肠道平滑肌痉挛所致疼痛,改善过敏性紫癜的临床症状,且能缩短病程,降低复发率,而且临床使用无不良反应。丹参可抑制血小板聚集,抗凝,改善微循环,有利于受损组织修复。生地有皮质激素样免疫作用,且无外源性皮质激素的副作用,因而对变态反应性疾病有一定疗效。

大医之法五:益气摄血方

搜索

(1)匡伟验方

药物组成:生黄芪、生蒲黄、黄芩、甘草各10g,生地黄、忍冬藤、水牛角各30g,槐花20g。

功效:健脾养心,益气摄血。

主治:过敏性紫癜气虚血弱证。

[匡伟.中医辨证治疗过敏性紫癜的临床观察.湖北中医杂志,2005,27(6):41]

(2)张志明验方

药物组成:黄芪、党参、茯苓各15g,当归、白芍、龙眼肉、阿胶、地榆炭、蒲黄炭、枳壳各10g,丹参20g。

功效:健脾养心,益气摄血。

主治:脾虚型过敏性紫癜。

[张志明.中医辨证治疗过敏性紫癜105例.河南中医,2007,27(11):52]

(3)李秀军验方

药物组成:怀山药15g,党参15g,白术10g,桑寄生15g,杜仲15g,枸杞子15g,菟丝子15g,当归15g,茜草15g,芡实15g,金樱子15g。

功效:健脾补肾,益气摄血。

主治:气虚型紫癜。

[李秀军.辨证论治过敏性紫癜36例.四川中医,2008,26(2):88～89]

(4)赵俊萍验方

药物组成:黄芪20g,防风9g,白术9g,茯苓9g,山药9g,桔梗9g,板蓝根9g,柴胡9g,牛蒡子9g,白茅根30g,菟丝子9g,小蓟12g,通草9g,大腹皮9g,炙甘草6g。

功效:健脾益气,养血止血。

主治:气不摄血型紫癜。

[赵俊萍.辨证分型治疗小儿过敏性紫癜128例.光明中医,2008,23(4):463～464]

(5)郭改云验方

药物组成:党参10g,白术10g,黄芪10g,当归10g,茯苓10g,远志10g,酸枣仁10g,木香10g,龙眼肉10g,白芍10g,白扁豆10g,炙甘草10g,仙鹤草10g,蒲黄炭10g。

功效:益气摄血。

主治:气不摄血型紫癜。

[郭改云.辨证治疗小儿过敏性紫癜76例分析.光明中医,2008,28(3):325～326]

(6)卢晓验方

药物组成:炙黄芪、龙眼肉各20g,熟地15g,党参、白术、茯苓、柏子仁、酸枣仁、远志、当归、炒白芍各10g,炙甘草6g,木香3g,红枣5枚。

功效:益气摄血,健脾养心。

主治:心脾两虚型紫癜。

[卢晓.中医辨证治疗过敏性紫癜80例.陕西中医,2008,29(10):1326～1327]

(7)刘艳华验方

药物组成:丹参10g,赤芍10g,紫草12g,黄芪12g,党参10g。

功效:益气健脾,活血化瘀。

主治:过敏性紫癜气虚血瘀证。

加减:皮肤型加茜草10g,连翘15g,生地黄12g,牡丹皮10g;关节型加牛膝12g,防己10g,茜草10g,制乳香10g,制没药10g;腹型加白芍10g,甘草6g,槐米10g,延胡索10g;肾型加白茅根30g,大蓟15g,小蓟15g,旱莲草12g,茯苓10g,女贞子10g。

[刘艳华,等.活血益气汤治疗小儿过敏性紫癜65例疗效观察.山东中医药大学学报,2008,32(4):316]

大医有话说

此类病证更多见于小儿。小儿脏腑娇嫩、形气未充,决定其发病容易、传变迅速的病理特点。对于此类过敏性紫癜的治疗,应顾护正气为本,消除紫癜为标。现代医学研究证明,该病在发病机制中的免疫失衡与中医辨证其病机主要为虚也不谋而合,通过益气健脾,使正气旺盛,以调节机体免疫功能,降低复发率。但要注意:补气药须谨慎使用。"气能生火"、"补能留邪"。现代中药药理学已证明,人参、西洋参、黄芪等能激活抗体,加重病情。临床确有气虚见证者,可少量短期应用。

大医之法六：滋阴降火方

搜索

(1)李秀军验方

药物组成：知母、黄柏、生地各15g，丹皮、泽泻、山药各12g，女贞、旱莲、玄参各10g，阿胶6g，紫草、茜根各9g。

功效：滋阴降火，凉血止血。

主治：阴虚火旺型紫斑。

加减：鼻衄加牛膝、仙鹤草各12g；尿血加白茅根、小蓟各12g；潮热盗汗加地骨皮、浮小麦各9g；口疮加麦冬、栀子各12g。

[李秀军．辨证论治过敏性紫癜36例．四川中医，2008，26(2)：88～89]

(2)赵俊萍验方

药物组成：蒲公英15g，紫花地丁15g，金银花18g，连翘18g，大青叶18g，炒栀子9g，车前子9g，赤芍9g，陈皮6g，山药15g，茯苓15g，菊花25g，元参9g，知母9g，茜草9g，三七粉5g(冲服)。

功效：滋阴清热，凉血止血。

主治：阴虚内热型过敏性紫癜。

[赵俊萍．辨证分型治疗小儿过敏性紫癜128例．光明中医，2008，23(4)：463～464]

(3)郭改云验方

药物组成：麦冬10g，女贞子10g，旱莲草10g，玄参10g，生地黄10g，龟板10g(先煎)，黄柏10g，知母10g，丹皮10g，茜草10g，地骨皮10g，益母草10g，石韦10g，三七粉3g(冲服)。

功效：清热滋阴，凉血止血。

主治：阴虚内热型紫癜。

[郭改云．辨证治疗小儿过敏性紫癜76例分析．光明中医，2008，28(3)：325～326]

(4)卢晓验方

药物组成:生地、山药、白茅根各30g,龟甲、仙鹤草、枸杞子、紫草各15g,地骨皮、茯苓、炒牡丹皮、泽泻各10g。

功效:滋阴降火,清热凉血。

主治:阴虚火旺型紫癜。

加减:有蛋白尿者加金樱子、芡实各10g;血尿加大、小蓟各10g。

[卢晓.中医辨证治疗过敏性紫癜80例.陕西中医,2008,29(10):1326～1327]

大医有话说

养阴应贯彻始终。常用药如玄参、知母、生地,可调节机体免疫功能,提高体内皮质激素水平,扩张血管,减少毛细血管的通透性,抑制血管内皮炎症。长期用之可顾护肾阴,有效减少过敏性紫癜的复发。护肾宜早,过敏性紫癜初起,应尽早使用凉血养阴化瘀之品,以截断病情向内传变,且补肾药剂量宜重,疗程宜长。

第5章 得了特发性血小板减少性紫癜怎么办，看中医怎么说

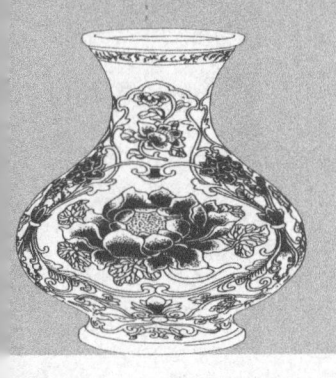

特发性血小板减少性紫癜（ITP）是一种因免疫性因素导致血小板被破坏，外周血中血小板减少的出血性疾病。临床以皮肤、黏膜的自发性出血，实验室检查血小板数量减少，骨髓巨核细胞数量正常或增多、伴成熟障碍，血小板生存时间缩短及出现抗血小板自身抗体为主要表现。可分为急性型和慢性型，前者常为自限性，多见于儿童。后者好发于40岁以下的女性，男女之比约为1∶4。一般将病情迁延半年以上不愈或时而复发的病例称为慢性型。西医治疗以肾上腺皮质激素，免疫抑制剂，干扰素，大剂量静注丙种球蛋白为主，一部分患者采用血浆置换，脾切除，骨髓移植方法。本病属于中医的"血证"、"发斑"、"肌衄"、"葡萄疫"、"虚劳"等范畴。

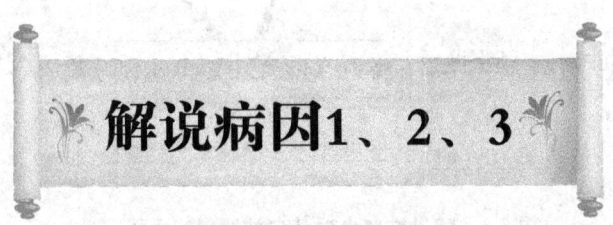

解说病因1、2、3

1. 热毒内盛

感受外邪,或进食辛辣之物,火热毒邪内伏营血,或阳明内热炽盛,复感六淫邪气,灼伤脉络,迫血妄行,溢于肌肤而成紫癜。

2. 气不摄血

心脾两虚,血失所统,营血不循常道而溢于脉外。

3. 脾虚阳虚

劳倦过度,摄生不当,耗伤正气,肾虚则脾失温煦,脾虚则统摄无权。

4. 肝肾阴虚

阴虚内热,相火易动,血随火动而溢于络外。

5. 瘀血阻滞

久病入络,或离经之血不能排出体外,留积体内,蓄积成瘀血。瘀血阻滞,血行不畅,致血不循经,溢于脉外(见图5-1)。

总之,本病病位在血脉及髓,与心、肝、脾、肾关系密切。病的性质有虚实之分,热盛迫血为实,阴虚火旺、气不摄血为虚。若病久不愈者,多为虚实夹杂。

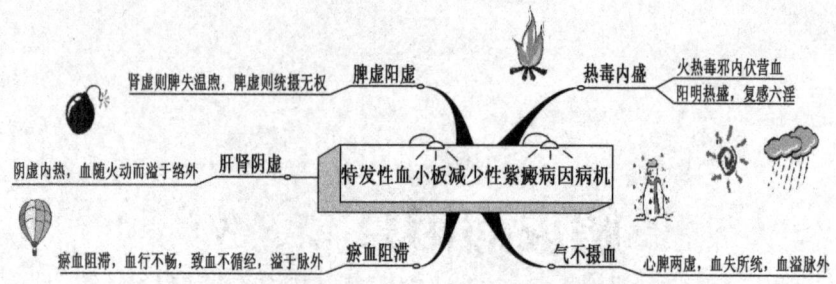

图 5-1　特发性血小板减少性紫癜的病因病机

中医治病，先要辨证

本病以出血为主证，热、瘀为标，以气虚、阴虚为本。急性期以血热等实证居多，慢性期以虚证居多。治疗应以清热凉血止血、补益气阴、活血化瘀等为主，参以补益肝肾等方法，以标本兼治。

1. 血热妄行

主证：起病急骤，皮肤紫癜，色泽鲜艳密集，紫斑以下肢最为多见，形状不一，大小不等，有的甚至互相融合成片，可伴见畏寒、发热、咽痛等外感症状，舌红苔黄或黄腻，脉弦数或滑数。

治法：清热凉血。

方药：犀角地黄汤加减（水牛角、芍药、生地黄、牡丹皮、炒山栀、丹参、白茅根）。

加减：出血多加藕节、地榆、仙鹤草凉血止血；热毒炽盛，发热、口干欲饮、烦躁不安、紫斑密集而广泛者，加生石膏、龙胆草、紫血丹清热解毒，凉营泻火；大量出血而见脉细微、面色苍白、四肢厥冷、大汗淋漓等征象者，急服独参汤以益气固脱。

2. 阴虚火旺

主证：起病缓慢，紫斑较多，颜色紫红，下肢尤甚，时轻时重，头晕耳鸣，低热颧红，心烦盗汗，齿衄鼻衄，月经量多，舌红少津，脉细数。

治法:滋阴降火,凉血宁络。

方药:茜根散或玉女煎加减(茜根、黄芩、阿胶、侧柏叶、生地、甘草、石膏、熟地、麦冬、知母、牛膝)。

加减:胃阴不足,口渴、舌红少津者,加石斛、玉竹;肾阴亏虚而火不甚,腰膝酸软,头晕乏力,手足心热,舌红少苔,脉沉细者,用知柏地黄汤加茜草根、紫草。

3. 气不摄血

主证:起病缓慢,斑色暗淡,多散在出现,时隐时现,反复发作,过劳则重,神情倦怠,面色苍白或萎黄,心悸气短,头晕目眩,食欲不振,舌质淡,苔薄白,脉细弱。

治法:健脾益气,养血摄血。

方药:归脾汤加减(党参、黄芪、白术、茯神、酸枣仁、龙眼肉、木香、当归、远志、炙甘草、生姜、大枣、黄芪、人参、肉桂)。

加减:气损及阳,兼见手足不温,大便稀溏,舌质淡嫩,苔白滑等阳虚之象,合用保元汤;肾气不足,腰膝酸软者,加山茱萸、菟丝子、续断。

4. 瘀血阻络

主证:肌衄、瘀斑色青紫,鼻衄、吐血、便血,腹痛有积块,血色紫暗,月经有血块,毛发枯黄无泽,面色黧黑,下睑青暗,舌质紫暗或有瘀斑、瘀点,脉细涩或弦。

治法:化瘀通络,活血止血。

方药:桃红四物汤加减(熟地黄、当归、白芍、川芎、桃仁、红花、黄芪)。

加减:气虚明显,无以推动而致瘀血者,重用黄芪,加党参;畏寒肢冷、腹胀便溏、腰酸等脾肾阳虚者,加附子、肉桂、菟丝子等温阳之品(见图5-2)。

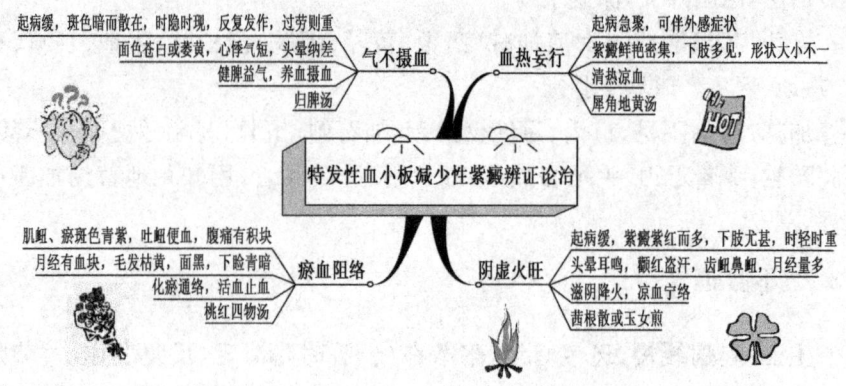

图 5-2　特发性血小板减少性紫癜的辨证论治

特发性血小板减少性紫癜的大医之法

大医之法一：清热解毒，凉血止血方

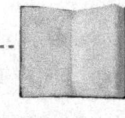

(1) 余惠平验方

药物组成：水牛角、生地炭、丹皮、赤芍、玄参、仙鹤草、连翘、紫草根。

功效：清热解毒，凉血止血。

主治：小儿特发性血小板减少性紫癜血热妄行证。

［余惠平. 辨证治疗小儿特发性血小板减少性紫癜. 北京中医药大学学报, 1998, 21(6): 66］

(2) 蒋文明验方

药物组成：水牛角、生地黄、赤芍、牡丹皮、仙鹤草、紫草、白薇、当归、三七。

功效：清热解毒，凉血散瘀。

主治:小儿特发性血小板减少性紫癜瘀热互结证。

[杨琳,等.蒋文明教授治疗特发性血小板减少性紫癜经验.湖南中医杂志,2007,23(2):36~38]

(3)彭素娟验方

药物组成:牛角60g,生地30g,紫草、赤芍、牡丹皮各10g,旱莲草、女贞子、茜草各20g,白茅根30g,黄芪30g,党参20g,白术15g,当归10g,甘草10g。

功效:凉血清热,益气养阴。

主治:慢性难治性特发性血小板减少性紫癜火热伤络症。

[彭素娟,等.牛角地黄冲剂治疗慢性难治性特发性血小板减少性紫癜40例总结.湖南中医杂志,2007(1):28~29]

(4)田献忠验方

药物组成:牡丹皮、栀子、黄芩、白芍、生龙骨、炒白术、旱莲草、枸杞子、当归各15g,生黄芪30g,鲜白茅根、生地黄炭各20g,阿胶10g(烊化冲服),甘草6g,大枣5枚。

功效:清肝泻火,凉血止血,益气健脾。

主治:难治性特发性血小板减少性紫癜肝热脾虚证。

加减:肝阳上亢甚者加生赭石50g,川牛膝12g;肝肾阴虚甚者加龟甲12g,麦冬15g;瘀血内阻、出血不止、血肿瘀块者加三七粉4g(冲服)。

[田献忠,等.清肝健脾汤治疗难治性特发性血小板减少性紫癜36例临床观察.新中医,2000(12):28]

(5)张伟恒验方

药物组成:黄芪20g,大黄10g,紫草15g,生地黄12g,当归12g,赤芍12g,甘草10g,连翘10g,白茅根20g。

功效:清热凉血,止血活血。

主治:特发性血小板减少性紫癜血热妄行证。

[张伟恒,等.清热补气法治疗特发性血小板减少性紫癜36例临床观察.河南中医学院学报,2004,19(2):67~68]

(6)李克煦验方

药物组成:黄连、黄芩、紫草、丹皮、生地、柴胡、牡蛎、白茅根、仙鹤草、血余炭、棕榈炭、胆草、连翘、旱莲草、甘草。

功效:清热凉血,止血散斑。

主治:特发性血小板减少性紫癜热邪内蕴证。

[李克煦.清热凉血法治疗特发性血小板减少性紫癜.四川中医,2005,23(3):61]

(7)王祥麒验方

药物组成:仙鹤草、连翘、茜草、石上柏、水牛角丝、三七粉、穿山甲、黄芪、猪苓、黄精、鸡血藤、甘草。

功效:清热凉血止血,益气养阴活血。

主治:特发性血小板减少性紫癜热毒炽盛证。

加减:伴见恶寒发热、鼻塞流涕、咳嗽咯痰、舌红苔薄、脉浮数等风热表证者加金银花、板蓝根、荆芥、防风、薄荷等药;伴面色潮红、盗汗或低热、便干等阴虚内热证候者加旱莲草、女贞子、玄参、地骨皮等;伴见头晕乏力、倦怠、自汗、稍有劳累即出现紫癜、斑色淡红者,在原方基础上加上太子参、白术、茯苓等以健脾益气摄血;伴见怯寒神疲、腰膝酸冷、舌淡胖、脉沉无力等阳虚表现者加用淫羊藿、菟丝子、鹿角胶等。

[党辉.王祥麒教授治疗特发性血小板减少性紫癜经验.河南中医,2006,26(6):15~16]

(8)刘玉杰验方

药物组成:仙鹤草30g,赤小豆30g,薏仁30g,大枣30g,牡蛎30g,丹皮30g,生地15g,黄柏15g,连翘15g,栀子15g,元参12g,甘草9g。

功效:清热凉血,补脾益气。

主治:特发性血小板减少性紫癜血热妄行证。

[刘玉杰,等.中西医结合治疗特发性血小板减少性紫癜30例.内蒙古中医药,2000(1):28]

大医有话说

外感六淫不能从表而解,入里化热,迫血妄行,损伤脉络而致衄血、咯血、呕血、尿血、便血等。正如《丹溪手镜·发斑》云:"发斑,热炽也。"热壅于里,煎熬津血,热结血瘀,或热盛迫血妄行,蓄积体内,形成瘀热互结之证。此类证型常见于疾病的初期,可重用连翘、栀子、黄芩、水牛角之类清热解毒之品,配以凉血止血之品,如茜草、牡丹皮、紫草等。

大医之法二:益气养血止血方

搜索

(1)俞峰验方

药物组成:生黄芪、侧柏叶各15～30g,阿胶、荷叶、炒槐花、当归各10～15g,山萸肉、生地各10～30g,参三七粉(分吞)2～6g,仙鹤草30g,生甘草10g。

功效:益气养血,止血生血。

主治:慢性特发性血小板减少性紫癜气血亏虚,脾肾两虚证。

[俞峰,等.当归补血汤合四生丸加减治疗慢性特发性血小板减少性紫癜46例——附西药治疗15例对照.浙江中医杂志,2005(11):483]

(2)余惠平验方

药物组成:炒党参、炙黄芪、焦白术、炙甘草、当归、白芍、何首乌、鸡血藤、仙鹤草。

功效:益气健脾,养血止血。

主治:小儿特发性血小板减少性紫癜气不摄血证。

[余惠平.辨证治疗小儿特发性血小板减少性紫癜.北京中医药大学学报,1998,21(6):66]

(3)黄柳向验方

药物组成:黄芪40g,太子参30g,白术10g,茯苓20g,当归15g,茜草

20g,仙鹤草 20g,葛根 15g,丹参 30g,鸡血藤 30g,阿胶 15g(烊化),生地 15g,补骨脂 15g,菟丝子 15g,甘草 6g。

功效:健脾补肾,益气养血。

主治:特发性血小板减少性紫癜气血亏虚证。

[黄柳向.归脾二草汤合金菌灵治疗特发性血小板减少性紫癜的临床观察.现代中西医结合杂志,2005,14(8):1001～1002]

(4)张伟恒验方

药物组成:黄芪 20g,大黄 10g,紫草 15g,生地黄 12g,当归 12g,赤芍 12g,甘草 10g,党参 12g,黄精 12g。

功效:健脾益气,止血活血。

主治:特发性血小板减少性紫癜气虚血溢证。

[张伟恒,等.清热补气法治疗特发性血小板减少性紫癜 36 例临床观察.河南中医学院学报,2004,19(2):67～68]

(5)刘仁斌验方

药物组成:黄芪、人参各 12g,茯苓、龙眼肉、酸枣仁、当归、远志各 10g,白术、木香、炙甘草各 9g,生姜 6g,大枣 3 枚。

功效:益气摄血。

主治:慢性特发性血小板减少性紫癜气不摄血证。

[刘仁斌,等.中西医结合治疗慢性特发性血小板减少性紫癜 132 例.陕西中医,2005,26(3):212～213]

(6)尹艳验方

药物组成:黄芪 30g,人参 15g,当归、白术各 15g,棕榈炭、仙鹤草各 15g,紫草 30g,茜草 20g,连翘 15g,白花蛇舌草、猪苓各 20g,甘草 15g。

功效:益气养血,清热凉血。

主治:原发性血小板减少性紫癜气不摄血证。

[尹艳,等.紫茜合剂治疗原发性血小板减少性紫癜 82 例.中医药信息,2000(4):31]

(7) 刘爱玲验方

药物组成：黄芪 30~60g，黄精 15g，丹皮 20g，丹参 30g，白茅根 30g，仙鹤草 30g，赤芍 10g，生地 15g，阿胶 10g，白及 15g，甘草 15~30g，党参 15g，大枣 10 枚。

功效：益气宁血。

主治：血小板减少性紫癜气虚血热证。

加减：阴虚者加地骨皮 30g；血热者加黄芩 10g，紫草 30g；血瘀者加三七粉 6g。

[刘爱玲.益气宁血汤加减治疗血小板减少性紫癜138例.国医论坛,2004,19(4):30]

大医有话说

此类证型多系气虚不摄，血溢脉外所致，亦有火盛气逆，迫血妄行后反复不愈而致阴血亏损，血去气伤而致气虚阳衰，不能摄血者。由于起病隐匿，症状较轻，病程均较长。病久则出现气血亏虚，脾肾两虚，故而治疗时应根据"气为血之帅，血为气之母"和"气血互生"之理，在益气的同时加养血药，佐以益精气之药以助生髓，从而达到止血生血的目的。可用生地之类补肾滋阴，以益先天阴阳之本，兼清热凉血，防补气温阳之药温燥动血，现代研究证实生地有类激素样作用，能调节免疫。甘草是一种抑制抗体的中药免疫制剂，其中含甘草甜素、甘草次酸、甘草甙等主要成分，而大剂量甘草甜素、甘草次酸能抑制脾脏中巨噬细胞对血小板的吞噬作用，使血小板生成时间延长，增加循环血中血小板的数量，同时还降低血管壁的渗透性，从而控制了本病的出血症状。但对应用过激素治疗的患者，甘草的剂量宜小，因为大剂量甘草甜素和甘草次酸对体内皮质激素有抑制作用，从而降低皮质激素的活性。总的说来益气补肾药能增强人体免疫力，可起到暂时替代激素的作用，有助于减轻机体对激素的依赖，防止症状的反跳，同时还能增强机体的免疫力，调整免疫紊乱状态，平衡阴阳，从而起到预防感染的作用。

大医之法三：疏风清热止血方

(1)余惠平验方

药物组成：荆芥、地肤子、金银花、连翘、生地炭、紫草根。

功效：清宣风热，凉血止血。

主治：小儿特发性血小板减少性紫癜风热郁血证。

> [余惠平．辨证治疗小儿特发性血小板减少性紫癜．北京中医药大学学报，1998，21(6)：66]

(2)王忠武验方

药物组成：苍耳子9g，蝉蜕15g，防风6g，荆芥12g，水牛角30g，丹皮9g，仙鹤草15g，生地20g，侧柏叶15g，赤芍20g，三七末3g，甘草10g，茜草根12g，丹参20g。

功效：祛风凉血。

主治：慢性特发性血小板减少性紫癜风邪化热，热迫血行证。

> [王忠武，等．祛风凉血法治疗慢性特发性血小板减少性紫癜13例．江苏中医药，2006，27(9)：45～46]

(3)宋德功验方

药物组成：蝉蜕10g，僵蚕10g，姜黄10g，生大黄10g，荆芥炭10g，防风6g，牡丹皮12g，茜草12g，仙鹤草12g，蒲黄炭12g，生藕节12g。

功效：祛风清热止血。

主治：血小板减少性紫癜风热伤络症。

> [宋德功．升降散加味治疗血小板减少性紫癜26例．中医研究，2006，19(10)：38～39]

(4)刘仁斌验方

药物组成：当归、荆芥、生地、苦参、苍术、蝉蜕、胡麻仁、牛蒡子、知母、石膏各3g，甘草、木通各2g。

功效:疏风清热,宁络止血。
主治:慢性特发性血小板减少性紫癜风热伤络症。

[刘仁斌,等.中西医结合治疗慢性特发性血小板减少性紫癜132例.陕西中医,2005,26(3):212~213]

(5)杨宏光验方

药物组成:水牛角30~60g,丹皮10~15g,田七片10g,黄精15~20g,枸杞10~15g,补骨脂10~15g,仙鹤草30g,地肤子10g,防风5~10g,苍耳子5~10g,甘草6g。

功效:养阴凉血祛风。

主治:慢性特发性血小板减少性紫癜风热伤络症。

加减:血热妄行证者加生地10~15g,赤芍10~15g,知母10~20g,紫草15g;阴虚血热证者加女贞子15~20g,旱莲草15~20g,龟甲15~20g,熟地10~20g。

[杨宏光,等.养阴凉血祛风法治疗慢性特发性血小板减少性紫癜血热证26例体会.湖南中医药导报,2004,10(9):4~6]

大医有话说

血小板减少性紫癜是一种骨髓巨核细胞成熟障碍的免疫性疾病。现在药理学表明,祛风中药可以调节免疫功能,具有抗感染、抗变态反应、抑制免疫亢进作用。其中,《日华子本草》谓防风能"通利五脏关脉,治五劳七伤",具有抗炎、抗变态反应的作用,还能增强巨噬细胞的吞噬功能;苍耳子能抑制巨噬细胞功能及促进白细胞移动抑制,抑制体液免疫,能降低 Ts 和 Th 细胞的百分比,使 Th/Ts 比值下降,其作用与氢化可的松相似;地肤子《滇南本草》谓可"洗皮肤之风",《神农本草经》还谓其"补中、益精气",能抑制单核巨噬细胞系统吞噬功能、抑制迟发型超敏反应,并与骨髓造血功能有一定关系。祛风凉血方药中,祛风药疏散外风、发越郁火;凉血药凉血止血。辛温之祛风药与凉血中药配合,既制约了风药的温热,又起到疏散风热、行血中气滞及清热凉血的作用。

大医之法四：滋阴清热止血方

(1)余惠平验方

药物组成：知母、黄柏、山药、生地、山萸肉、阿胶、地骨皮、丹皮、旱莲草。

功效：滋阴降火，凉血止血。

主治：小儿特发性血小板减少性紫癜阴虚火旺证。

[余惠平．辨证治疗小儿特发性血小板减少性紫癜．北京中医药大学学报，1998，21(6)：66]

(2)蒋文明验方

药物组成：生地黄、熟地黄、山茱萸、山药、黄芪、当归、白芍、女贞子、旱莲草。

功效：滋补肾阴，填补肾精。

主治：难治性特发性血小板减少性紫癜肾阴不足证。

[杨琳，等．蒋文明教授治疗特发性血小板减少性紫癜经验．湖南中医杂志，2007，23(2)：36～38]

(3)秦周顺验方

药物组成：紫草16g，旱莲草30g，茜草15g，鸡血藤30g，何首乌30g，熟地黄30g。

功效：滋阴降火，凉血止血。

主治：血小板减少性紫癜阴虚火旺证。

[秦周顺，等．三草补血汤治疗血小板减少性紫癜20例．河南中医，2004，24(7)：34]

(4)刘仁斌验方

药物组成：茜草根、黄芩、侧柏叶、生地、阿胶(烊化)各30g，炙甘草15g。

功效：滋阴降火，宁络止血。

主治：慢性特发性血小板减少性紫癜阴虚火旺证。

[刘仁斌,等.中西医结合治疗慢性特发性血小板减少性紫癜132例.陕西中医,2005,26(3):212~213]

(5)杨金德验方

药物组成:生、熟地各15g,山茱萸肉30g,山药30g,泽泻20g,丹皮20g,白茯苓20g,知母10g,黄柏10g,旱莲草20g,丹参20g,白芍20g,当归15g,补骨脂10g,仙鹤草30g,白茅根30g,大、小蓟各15g。

功效:滋阴清热,凉血止血。

主治:慢性特发性血小板减少性紫癜肝肾阴虚,血热妄行证。

[杨金德,等.知柏地黄丸治疗慢性特发性血小板减少性紫癜.中国中医急症,2003,12(2):184~185]

(6)邵继芳验方

药物组成:生地15g,熟地15g,白芍15g,枸杞子15g,女贞子15g,旱莲草15g,仙鹤草30g,芦根30g,茅根30g,石斛15g,板蓝根30g,人中白10g,紫草10g,连翘10g,生甘草6g。

功效:补肾养阴,清热解毒。

主治:原发性血小板减少性紫癜阴虚火旺证。

加减:咽痛者加用蝉衣、防风、桑叶、银花以疏风解表;如合并感染出现高热、烦躁者加用羚羊角、丹皮、焦栀子以凉血止血;如出现肾脏损害,血尿、蛋白尿者加用大小蓟、益母草、怀山药、黄芪以凉血益气;如病情反复发作,出现神疲乏力等气虚症状者,加用太子参、黄芪、白术以补气摄血;如兼见紫癜色暗,舌带紫气,脉细涩等瘀血症时,加用蒲黄炭、参三七以化瘀止血。

[邵继芳.紫癜方治疗原发性血小板减少性紫癜46例临床观察.黑龙江中医药,2000(3):14~15]

大医有话说

本病久治不愈,出血反复不止,血为阴分,血伤阴亦伤,且常常应用激素,激素易升阳助火,久用易耗伤阴津,出现阴虚之象。五脏皆具阴阳,然肾为先天之本,藏元阴元阳。肾阴是滋养和濡润全身脏腑组织器官的元阴。《类经附翼》曰:"五脏之阴液,非此不能滋。"肾精不足,有形之血无以化生,出现以血小板减少为主的临床症候。固此类证型以肾阴亏虚为本。肾阴不足,阴不制阳,则虚火内扰,迫血妄行,络脉失宁,血溢脉外。另外,肾藏精,肝藏血,肝肾同源,肾阴不足,则肝失濡养,导致肝的藏血功能降低而出血不止。气随血脱,更致虚不摄血,使出血难止;再者离经之血复留而为瘀,妨碍新血生长及气血的正常运行,遂使本病更加缠绵难愈。治疗以滋阴止血为主。现代研究证实滋阴药与激素同用,可加强对淋巴的抑制,对肾上腺有保护作用,免致其萎缩。

大医之法五:健脾补肾方

搜索

(1)袁乃荣验方

药物组成:生地黄30g,牡丹皮12g,仙鹤草、白茅根各15g,藕节12g,女贞子、旱莲草各15g,生黄芪30g,金银花、茜草、茯苓、炒白术各15g,陈皮12g,甘草6g,三七粉2g,景天三七15g,当归12g,山药、枸杞子各15g,白芍12g,甘草、阿胶各6g。

功效:健脾补肾,化瘀解毒。

主治:特发性血小板减少性紫癜脾肾不足血瘀证。

[袁乃荣,等.谈中医治疗特发性血小板减少性紫癜要旨.辽宁中医学院学报,2005,7(2):105~106]

(2)刘品莉验方

药物组成:女贞子、旱莲草、骨碎补、田三七、白花蛇舌草各15g,肿节风20g,连翘30g。

功效:补肾养阴解毒。

主治:特发性血小板减少性紫癜肾虚毒盛证。

加减:脾肾虚弱加仙灵脾、仙茅各15g;血瘀明显加鸡血藤30g;阴虚内热加鳖甲、青蒿各15g。

[刘品莉,等.补肾解毒方加减治疗特发性血小板减少性紫癜98例.山西中医,2004,20(6):22]

(3)杨宇飞验方

药物组成:炙黄芪20g,全当归10g,杭白芍10g,女贞子15g,旱莲草15g,何首乌10g,补骨脂10g,巴戟天10g,炙甘草6g,山萸肉10g,熟地10g。

功效:补肝肾,益气血。

主治:慢性特发性血小板减少性紫癜虚证。

> [杨宇飞,等.养血清癜汤治疗慢性特发性血小板减少性紫癜临床研究.中国中西医结合杂志,1999,19(1):29～33]

大医有话说

ITP以多种出血为主证,在中医学属于血证范畴。临床发现:在服用泼尼松治疗ITP过程中可出现阴虚火旺表现,而在泼尼松减量或撤除后又会表现为脾肾虚衰。脾与肾既有先后天关系,又有功能上联系,肾主水,水行需靠脾之运化,两脏关系极为密切。此类证型治疗时可给予炙黄芪、炙甘草健脾益气。女贞子、旱莲草、何首乌、山萸肉、熟地等滋补肝肾之阴以防虚热过甚加重出血,巴戟天、补骨脂补肾壮阳以助先天。炒白芍酸敛入肝脾经,配合当归养肝清肝,共奏益气血补肝肾之功。如此用药入脾、肝、肾三经,兼顾气虚、阴虚、阳虚三方面。

总结

①止血药的运用:"急则治其标",无论辨证为何型,皮肤紫癜稠密,或鼻衄、尿血等出血征象严重者均应加用止血药。皮肤出血点较稠密者重用茜草炭、仙鹤草、紫草根;尿血、便血者重用大小蓟、地榆炭、槐花;鼻衄、齿衄者重用焦山栀、藕节炭、白茅根。②活血药的运用:清·唐容川指出:"吐衄,便漏,其血无不离经……盖血出离经,清血也,鲜血也,既然是离经之血,虽清血鲜血,亦是瘀血。"瘀血既是ITP出血的病理产物,又使血不循经,更加重出血,故化瘀亦可止血。另外,髓海瘀阻亦不利于血液的生成,且止血之品也有留瘀之弊。因此无论何种原因造成血小板减少性紫癜均可产生不同程度瘀血阻滞,在治疗上适当加红花、桃仁、川芎、三七、血竭以活血祛瘀,使旧血去,新血生,血脉宁和而血止。

第6章 淋巴瘤，沉默杀手

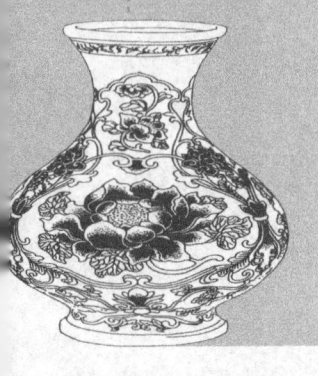

淋巴瘤是一组起源于淋巴结或其他淋巴组织的恶性肿瘤，可分为霍奇金病（简称HD）和非霍奇金淋巴瘤（简称NHL）两大类，组织学可见淋巴细胞和（或）组织细胞的肿瘤性增生，临床以无痛性淋巴结肿大最为典型，肝脾常肿大，晚期有恶病质、发热及贫血。淋巴瘤的细胞形态极其复杂，2008年WHO淋巴瘤新分类中，有80个亚型。由于病变部位和范围不尽相同，临床表现很不一致，原发部位可在淋巴结，也可在结外的淋巴组织，例如扁桃体、鼻咽部、胃肠道、脾、骨骼或皮肤等。

淋巴瘤属中医学"恶核"、"痰核"、"石疽"、"阴疽"、"失荣"等范畴。

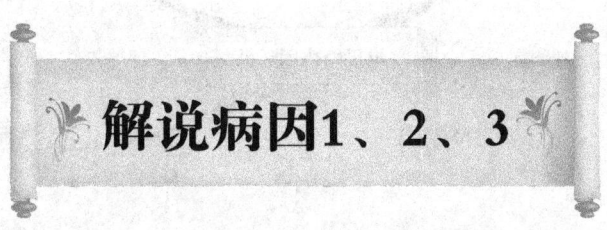

解说病因1、2、3

中医学认为淋巴瘤与外邪侵袭、七情内伤、正气内虚有关。淋巴瘤的病因以正气内虚、脏腑功能失调为本，外感四时不正之气、六淫之邪为诱因。《阴疽治法篇》指出："夫色之不明而散漫者，乃气血两虚也，患之不痛而平塌者，毒痰凝结也。"说明此病之发生与脏腑亏损、气血虚弱、阳气衰耗、痰毒凝结、气滞血瘀有密切关系。其演变规律为肺脾气化失调或先天禀赋不足，以致风寒邪毒乘虚侵入，由表入里；或饮食不节，日久损伤脾胃，以致寒凝气滞，水液失于输布，聚湿为痰，寒痰之气凝结，外阻肌肤脉络，内伤脏腑；或因忧思恼怒，日久不解，肝郁血结，化火津生痰，痰化热毒痹阻于少阳、阳明之脉络。本病初期多见颈侧、腋下等处浅表淋巴结进行性肿大，无痛，质硬，乃为风寒痰毒痹阻脉络之证候，或逐渐见淋巴结融合、粘连等痰毒化火之证候；若邪毒深入脏腑则见咳喘气逆、腹痛、腹块等瘀热毒入里，损及肺脾肝胃之证候，或兼见骨痛、肢肿、肌肤结块等邪毒侵犯肌肤、骨骼之证候。晚期多为痰火邪毒浸淫脏腑，或湿热蕴毒伤伐脾肾，气血亏损或肝肾不足，气阴两亏，并常为虚实夹杂，寒热并见（见图6-1）。

中医治病，先要辨证

根据中医"寒者热之，坚者削之，结者散之，留者攻之，燥者濡之，虚者补之"的治疗法则，结合临床类型予以辨证施治。

1. 寒痰凝滞

主证：此证初起，颈项耳上肿核，不痛不痒，皮色不变，坚硬如石，不伴发

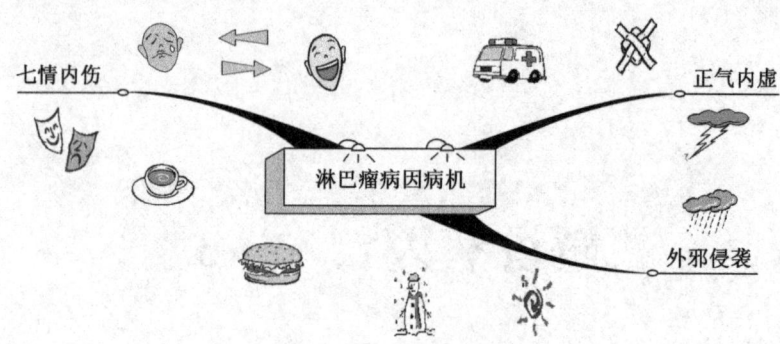

图 6-1 淋巴瘤的病因病机

热,形寒怕冷,神倦乏力,面色少华,脉沉细,苔白。

治法:温化寒凝,化痰解毒。

方药:阳和汤加减(熟地 20g,麻黄 10g,白芥子 10g,肉桂 4g,炮姜 5g,生甘草 10g,鹿角胶 10g,皂角刺 9g,天南星 9g,夏枯草 12g)。

2. 气郁痰结

主证:胸闷不舒,两胁作胀,脘腹结瘤,颈腋及腹股沟等处结核累累,皮下硬结,神疲乏力。脉沉弦或弦滑,舌质淡红苔白,或舌有瘀点。

治法:舒肝解郁,化痰散结。

方药:舒肝溃坚汤加减(夏枯草 12g,僵蚕 12g,香附 9g,石决明 9g,当归 6g,白芍 6g,青皮 6g,柴胡 6g,川芎 6g,红花 3g,姜黄 3g,穿山甲 6g,生甘草 3g,灯心草为引)。可加海藻、贝母、黄药子、猫爪草。

3. 血燥风热

主证:口干烦躁,发热,恶热,皮肤瘙痒,血虚内燥,毒热内盛,大便燥结,尿黄量少,皮肤红斑、硬结。脉沉细而数或细弦,舌质红,苔白黄。

治法:养血润燥,疏风解毒。

方药:清肝芦荟丸加减(生地 15g,当归 15g,白芍 10g,川芎 10g,黄连 5g,青皮 6g,蛤粉 15g,昆布 10g,牙皂 6g,芦荟 10g,天花粉 15g,沙参 20g,女贞子 15g,丹皮 10g,牛蒡子 10g,干蟾皮 10g)。

4. 肝肾阴虚,气血双亏

主证:五心烦热,午后潮热,腰酸腿软,神疲乏力,纳少胃呆、形体消瘦,多处淋巴结肿大,脉细数而弱,舌质红或淡红,薄白苔。

治法:补气养血,滋补肝肾。

方药:和荣散加减(熟地、当归、白芍、川芎、白术、茯苓、香附、桔梗、陈皮各 6g,人参、炙甘草、海蛤粉、昆布、贝母各 30g,升麻、红花各 9g)。以夏枯草 500g 煎汤,加蜜 200g 收膏,合上药为丸如梧子大,每服 9g,白汤送下。滋补肝肾的药可加黄精、枸杞子、鳖甲。

加减:低热加白薇、青蒿、地骨皮、银柴胡等;盗汗用煅龙骨、牡蛎、浮小麦、山茱萸、五倍子、六味地黄丸等;皮痒用秦艽、白藓皮、地肤子、苦参、丹参、赤芍、乌梢蛇、干蟾皮、全蝎等;肝脾肿大用鳖甲煎丸、大黄䗪虫丸、三棱、莪术等;贫血加何首乌、生黄芪、阿胶、鹿角胶、紫河车、枸杞子、大枣等(见图6-2)。

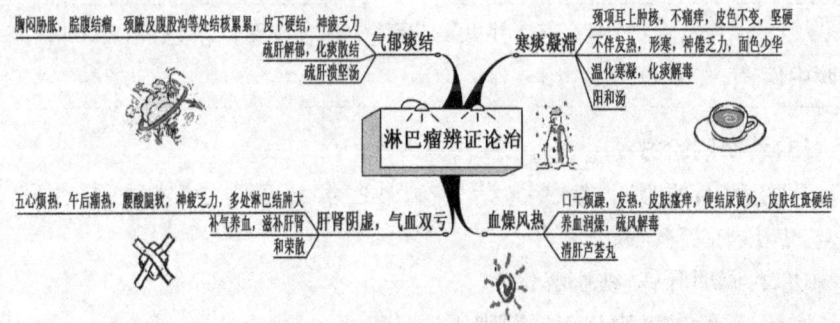

图 6-2　淋巴瘤的辨证论治

淋巴瘤的大医之法

大医之法一:理气方

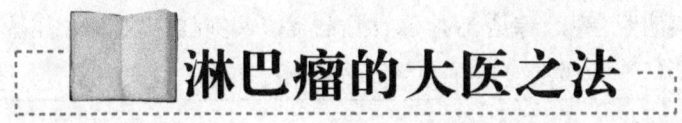

(1)朱力平验方

药物组成:当归、生地、桃仁、红花、川芎、丹皮、三棱、丹参、莪术、穿山甲、柴胡、陈皮。

功效:行气活血,化瘀散结。

主治:恶性淋巴瘤气滞血瘀证。

[朱力平．中西医结合治疗恶性淋巴瘤43例疗效观察．江西中医药,1997,28(2):45]

(2)全达芳验方

药物组成:党参、白术、茯苓、薏苡仁、砂仁、法半夏、陈皮、神曲、麦芽、甘草。

功效:健脾和胃,理气降逆。

主治:恶性淋巴瘤化疗中期。

[全达芳,等．中医药合并"CHOP"方案治疗恶性淋巴瘤73例．广西中医药,1994,17(6):13～14]

(3)蔡明明验方

药物组成:西当归、赤白芍、紫丹参、炒白术、云茯苓、广木香、制香附、广郁金、焦山楂、板蓝根、土茯苓。

功效:调理肝脾,祛瘀解毒。

主治:恶性淋巴瘤化疗后肝脾不调证。

加减:目肤黄染者,加茵陈、金钱草;呕吐苔腻者,加藿香、佩兰、姜半夏、陈皮、砂蔻仁(各);便溏者,加炒茅术、炒苡仁、煨木香、煨肉果。

[蔡明明,等．综合治疗恶性淋巴瘤55例临床观察．江苏中医,1994,15(4):5～6]

(4)朴炳奎验方

药物组成:当归、芍药、柴胡、茯苓、白术、贝母、玄参、郁金、麦芽、焦三仙、陈皮、半夏、夏枯草、牡蛎、海藻、昆布。

功效:舒肝解郁,化痰散结。

主治:恶性淋巴瘤气滞痰凝证。

[朴炳奎．恶性淋巴瘤的中医诊治体会．江苏中医药,2008,40(9):5～6]

(5)吴正翔验方

药物组成：柴胡、白芍、白术、茯苓、生甘草、夏枯草、当归、青皮、浙贝母、漏芦、黄药子、海藻、穿山甲、生石决明。

功效：疏肝解郁，化痰散结。

主治：恶性淋巴瘤气郁痰结证。

> [吴正翔，等．恶性淋巴瘤的中医药辨治经验．上海中医药大学学报，2009，23(4)：1～3]

大医有话说

明·陈实功谓："失荣由于郁火，隧痰失道，或忧思喜怒，气血凝结而成。"恶性淋巴瘤临床主要表现为"虚"、"痰"，然"瘀"亦不少见。可由情志不舒，肝气郁结于内，气机不畅，气滞血瘀，积而成块。对此类证型，除了化痰散瘀之外，还应考虑行气药的使用。常用的药物有青皮、枳实、田七、乳香、没药等。

大医之法二：化痰解毒方

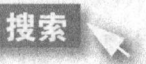

(1)马哲河验方

药物组成：夏枯草10g，黄药子10g，山慈姑12g，浙贝母10g，连翘15g，莪术10g，炒王不留行10g，望江南10g。

功效：软坚散结，化痰祛瘀。

主治：恶性淋巴瘤痰气血互结证。

加减：兼见神疲乏力、气短懒言、脉软无力者为气虚，加太子参、黄芪、白术；兼见面色无华、头昏羸瘦、多梦易惊、脉细弦者为血虚，加当归、熟地黄、阿胶、女贞子、白芍；兼有腰酸膝软、视物模糊、尺脉无力者为肝肾不足，加补骨脂、仙茅、淫羊藿、山萸肉。

> [马哲河，等．中西医结合治疗恶性淋巴瘤40例．中国中医药信息杂志，2003，10(1)：54～55]

(2)全达芳验方

药物组成:玄参、夏枯草、猫爪草、海藻、制南星、贝母、柴胡、鳖甲、莪术、枳实、甘草、山慈姑。

功效:化痰解毒,软坚散结。

主治:恶性淋巴瘤化疗前期。

[全达芳,等.中医药合并"CHOP"方案治疗恶性淋巴瘤73例.广西中医药,1994,17(6):13～14]

(3)蔡明明验方

药物组成:炒党参、炒茅白术、姜半夏、陈皮、广木香、砂仁、代赭石、炒枳壳、煨干姜、焦谷麦芽、炙内金。

功效:化痰祛湿,健脾和胃。

主治:恶性淋巴瘤化疗后脾虚痰湿证。

加减:腹泻加姜川连、煨肉果。

[蔡明明,等.综合治疗恶性淋巴瘤55例临床观察.江苏中医,1994,15(4):5～6]

(4)任玉让验方

药物组成:海藻10g,昆布10g,没药10g,乳香10g,贝母10g,瓜蒌10g,当归10g,陈皮10g,大青叶10g,蒲公英10g。

功效:化痰散结通络,行气活血解毒。

主治:恶性淋巴瘤痰瘀内结证。

加减:气血两亏者加党参、黄芪、阿胶、白芍;发热加夏枯草、白花蛇舌草、柴胡、黄芩;腹痛加白芍、厚朴、枳实;兼皮肤损害者可加白鲜皮、苦参、二花、土茯苓;发于头颈部者可加入桔梗、升麻;喉部者可加入桔梗、玄参、射干。

[任玉让.中药治疗恶性淋巴瘤31例临床观察.河南中医药学刊,1996,11(4):36～37]

(5)王熹验方

药物组成:川芎10g,赤芍10g,三棱10g,莪术10g,红花6g,三七5g,枳实10g,郁金10g,陈皮6g,鳖甲30g,龟甲30g,牡蛎30g,海浮石30g,昆布

10g,海藻10g。

功效:逐瘀化痰,软坚散结。

主治:中、晚期恶性淋巴瘤痰瘀互结证。

加减:神疲乏力、舌淡、脉弱者,加党参、黄芪、白芍、阿胶;纳少、呕吐、腹胀、苔腻、脉滑者,加藿佩、姜夏、白术。

[王熹.中西医结合治疗中晚期恶性淋巴瘤23例.江苏中医,1998,19(3):27]

(6)庞秀花验方

药物组成:夏枯草10g,元参10g,白蔹10g,枳壳10g,川楝子10g,郁金10g,法半夏10g,胆南星10g,黄芩6g,海浮石15g,山慈姑6g,制山甲6g,生蛤壳15g,草河车15g,生牡蛎20g,土贝母6g。

功效:清热化痰,活血化瘀,解毒破结。

主治:小儿恶性淋巴瘤痰热郁结证。

加减:如兼往来寒热者,为肝胆有热,加柴胡10g、炒栀子6g、丹皮10g;气郁重,见有胸胁满痛者,去生牡蛎,加青皮10g、厚朴6g;如正当放疗、化疗之时,应减穿山甲、枳壳,加炙黄芪15g,生晒参6g,麦冬10g。

[庞秀花.中西医结合治疗小儿恶性淋巴瘤11例小结.北京中医,2006,25(5):289~291]

(7)朱力平验方

药物组成:野菊花、紫花地丁、蒲公英、竹茹、赤芍、半边莲、白花蛇舌草、鱼腥草、法夏、胆南星、栀子、金银花、土茯苓。

功效:清热解毒,祛痰散结。

主治:恶性淋巴瘤痰热互结证。

[朱力平.中西医结合治疗恶性淋巴瘤43例疗效观察.江西中医药,1997,28(2):45]

(8)陈铁汉验方

药物组成:山慈姑15g,藤梨根30g,蚤休10g,败酱草15g,葛根15g,菝葜30g,八角莲5g,山乌龟5g,花粉15g,天葵子15g,土茯苓10g。

功效:清热解毒。

主治:恶性淋巴瘤热毒郁滞证。

加减:伴腹胀呕吐恶心者酌加石菖蒲、砂仁、法夏、苏梗等;伴白细胞下降者酌加鸡血藤、当归、枸杞、首乌、阿胶等;伴血小板降低者酌加椴木叶、仙鹤草、鱼鳔胶、白及、白茅根等;伴低热者酌加知母、地骨皮、青蒿、白薇等;伴高热者酌加羚羊角、石青、大青叶、安宫牛黄丸等;伴盗汗者酌加凤凰衣、五倍子、煅龙牡、山茱萸等;伴身痒者酌加刺蒺藜、白鲜皮、苦参、丹参、路路通等。

服法:每日1剂,用淘米水煎,分2次服。

[陈铁汉,等.中西医结合治疗恶性淋巴瘤44例临床观察.湖南中医杂志,2001,17(5):8～9]

大医有话说

淋巴瘤的发病与"痰"密切相关,治疗上应着眼于化痰泄浊,软坚散结。浙贝母长于化痰;莪术为血中之气药,善于行气破血,消积除瘀,现代药理研究,莪术油制剂在体外对小鼠艾氏腹水癌细胞及腹水型肝癌细胞均有明显的抑制及破坏作用;黄药子具有散结化痰,消瘿除病之效,《本草纲目·卷十八黄药子门》言:"治项下气瘿";山慈姑功擅消肿散结,化痰解毒,该药含有抗肿瘤成分秋水仙碱,秋水仙碱及其衍生物秋水仙酰胺对多种动物移植性肿瘤有抑制作用,其抗肿瘤机理在于该药可抑制微管蛋白,阻滞有丝分裂,使细胞分裂停止于中期;王不留行善于通利血脉,走而不守,功在活血化瘀。

大医之法三:益气养血润燥方

搜索

(1) 蔡美验方

药物组成:白参10g,黄芪15g,茯苓10g,仙灵脾10g,淮山15g,丹参30g,天葵子30g,夏枯草30g,山慈姑30g,陈皮10g,菟丝子10g,法夏10g,甘草5g。

功效:扶正固本,涤痰泄浊,化瘀解毒。

主治:非霍奇金淋巴瘤气虚邪恋证。

加减:皮肤瘙痒者加苦参15g,地肤子15g,荆芥10g;盗汗者加山萸15g,

五味子10g;午后低热者去仙灵脾,加柴胡10g,石膏30g,知母10g,连翘15g;心悸失眠者加酸枣仁15g,夜交藤15g;腹胀便结者加炒枳壳5g,玄参15g,熟大黄5g;胸闷胁胀者加瓜蒌壳15g,郁金10g;神疲乏力者倍黄芪;腰酸膝软者加杜仲10g,牛膝10g。

[蔡美,等.中西医结合治疗非霍奇金氏瘤31例总结.湖南中医杂志,2004,20(2):1~2]

(2)蔡明明验方

药物组成:炙黄芪、西当归、炒党参、炒白术、大熟地、砂仁、枸杞子、女贞子、补骨脂、鹿角片、仙灵脾。

功效:益气养血,健脾补肾。

主治:恶性淋巴瘤化疗后气血两虚证。

加减:化疗后恶心纳呆,舌苔腻者,去黄芪、熟地,加姜半夏、陈皮、炙内金;肢麻或手指麻木者,加豨莶草、鸡血藤;脱发者,加制首乌。

[蔡明明,等.综合治疗恶性淋巴瘤55例临床观察.江苏中医,1994,15(4):5~6]

(3)朱力平验方

药物组成:党参、白术、茯苓、熟地、当归、川芎、白芍、枸杞、黄芪、鸡血藤、首乌。

功效:益气养血。

主治:恶性淋巴瘤气血两虚证。

[朱力平.中西医结合治疗恶性淋巴瘤43例疗效观察.江西中医药,1997,28(2):45]

(4)山广志验方

药物组成:党参、白术、茯苓、甘草、薏苡仁、夏枯草、牡蛎、连翘、蜈蚣、僵蚕。

功效:益气扶正祛邪。

主治:恶性淋巴瘤正气内虚证。

［山广志,等.益化汤联合化疗治疗非霍奇金淋巴瘤100例临床疗效观察.现代中西医结合杂志,2006,15(21):2924～2925］

(5)郑金福验方

药物组成:当归、川芎、白芍、黄芪、党参、白术、茯苓、枸杞子、白花蛇舌草、虎杖、甘草。

功效:益气养血,软坚散结。

主治:淋巴瘤气血两虚证。

［郑金福,等.淋巴瘤的中医治疗与食疗.中国全科医学,2002,5(5):353～354］

(6)吴正翔验方

药物组成:防风、连翘、川芎、当归、白芍、栀子、桔梗、黄芩、丹皮、生地黄、玄参、麦冬、石上柏、大黄。

功效:养血润燥,疏风清热散结。

主治:恶性淋巴瘤血燥风热证。

［吴正翔,等.恶性淋巴瘤的中医药辨治经验.上海中医药大学学报,2009,23(4):1～3］

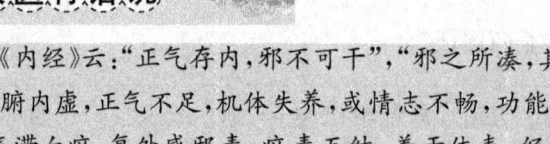

《内经》云:"正气存内,邪不可干","邪之所凑,其气必虚"。本病的发生乃脏腑内虚,正气不足,机体失养,或情志不畅,功能紊乱,气机失调,痰浊内生,气滞血瘀;复外感邪毒,瘀毒互结,着于体表、经络或脏腑而成。加之化疗药物的运用在杀灭癌细胞的同时,也进一步损伤人体正气,正虚邪恋,或正不胜邪,邪毒流窜,故易复发或转移。因此,为提高本病疗效,中药治疗当以协调脏腑,扶正固本,涤痰化瘀为法。肾为先天之本,主藏精生髓;脾为后天之本,气血生化之源。故治疗时可考虑重用黄芪为君,配合四君子汤、仙灵脾、菟丝子等以健脾益肾,扶正固本,通过调节人体代谢内环境失衡,纠正脏腑功能失调,即"内虚",调动人体自身的免疫系统直接或间接地祛除邪毒,以起到治疗恶性淋巴瘤,延长患者生存期,提高生存质量的目的。

大医之法四：补肾方

搜索

(1)罗秀素验方

药物组成：熟地12g,肉桂4g,干姜3g,麻黄6g,鹿角片12g,炒白芥子12g,淡附片6g,姜半夏12g,白术9g,茯苓12g,当归12g,焦山楂20g,僵蚕12g,橘络9g,甘草6g。

功效：温补脾肾,化痰散结。

主治：恶性淋巴瘤阳虚寒凝症。

[薛爱珍,等．罗秀素主任医师治疗恶性淋巴瘤经验．辽宁中医药大学学报,2010,12(6):174～175]

(2)全达芳验方

药物组成：太子参、黄芪、白术、黄精、枸杞子、首乌、鳖甲、鸡血藤、大枣、五味子。

功效：健脾益气,补肾养阴。

主治：恶性淋巴瘤化疗后期。

[全达芳,等．中医药合并"CHOP"方案治疗恶性淋巴瘤73例．广西中医药,1994,17(6):13～14]

(3)郑金福验方

药物组成：银花、菊花、公英、夏枯草、熟地、知母、龟甲、黄柏、莪术、山慈姑、甘草。

功效：滋肾阴,清肝热,软坚散结。

主治：淋巴瘤肝肾阴虚证。

[郑金福,等．淋巴瘤的中医治疗与食疗．中国全科医学,2002,5(5):353～354]

(4)罗秀素验方

药物组成：熟地12g,炙鳖甲15g(先煎),天门冬12g,玄参15g,浙贝

15g,地骨皮 12g,生牡蛎 30g(先煎),夏枯草 15g,当归 15g,丹参 12g,青皮 6g,怀山药 20g,焦六曲 20g。

功效:滋阴清热,化痰散结。

主治:恶性淋巴瘤阴虚火旺证。

[薛爱珍,等.罗秀素主任医师治疗恶性淋巴瘤经验.辽宁中医药大学学报,2010,12(6):174~175]

(5)吴正翔验方

药物组成:川芎、白芍、当归、茯苓、熟地黄、陈皮、桔梗、香附、党参、海蛤壳、昆布、浙贝母、红花、夏枯草、蛇六谷。

功效:滋补肝肾,解毒散结。

主治:恶性淋巴瘤肝肾阴虚证。

[吴正翔,等.恶性淋巴瘤的中医药辨治经验.上海中医药大学学报,2009,23(4):1~3]

大医有话说

脾肾为生痰之源,如《景岳全书·杂证谟》云:"五脏之病,虽俱能生痰,然无不由乎脾肾。盖脾主湿,湿动则为痰;肾主水,水泛亦为痰。故痰之化无不在脾,而痰之本无不在肾。"又如《医贯·卷四》云:"盖痰者病名也,原非人身之所有。非水泛为痰,则水沸为痰……",指出肾虚水泛为痰;阴虚火动,则水沸腾动于肾肝者,犹雷火之出于地,疾风暴雨,水随波涌而为痰。所以淋巴瘤治疗在化痰同时,还应从源头解决生痰的问题。

总结

①重视排毒解毒:毒作为癌症最大的致病因素,始终应将排毒解毒作为一项重要治疗方法贯穿于恶性淋巴瘤的防治中。在医学中,毒的概念非常广泛。《素问·生气通天论》曰:"虽有大风苛毒,弗之能害。"《素问·异法方宜论》亦曰:"其病在于内,其治宜毒药。""六淫之邪"、"内伤七情"及现代各种病原微生物、理化因素均可扰乱人体正常生理平衡状态,造成阴阳失调,功能障碍。它一方面致脏腑功能异常,另一方面致代谢产物堆积,使人体变为一个上下、内外皆不相通的死工厂,最后无法运作,从而导致机体死亡。

外来之物、内生之毒均当排出,只有截断毒对人体的损害,恢复排毒系统的功能状态,才能保证生命的存在。其排毒方法有两种:根据具体脏腑生理功能特点,采取相应的扶助正气类中药,着重恢复脏腑正常功能;采用祛邪一类方药,促使代谢产物排出,畅通渠道,使人体能够正常吐故纳新,不断循环。②重视带瘤生存:恶性肿瘤多数难以治愈,甚至无法缓解,仅有小部分可以达到临床治愈水平,但也难免复发,需定期复查。认识到与肿瘤激烈抗争,最终将导致两败俱伤,所以不妨把肿瘤作为身体的一部分,通过药物的控制,将其遏制于机体可耐受范围之内,使之处于休眠状态,从而达到与人类和平共处,即所谓带瘤生存。部分经过放化疗后,疗效评价为无效或难以耐受剧烈化学治疗的患者,或因体质差、年龄较大或重要脏器功能受损等,难以耐受常规剂量的联合化疗和放疗的中、晚期肿瘤患者,可以选取单纯中医药治疗,从而起到缓解临床症状,提高生活质量,延长生存时间,以及带瘤长期生存的目标。(朴炳奎.恶性淋巴瘤的中医诊治体会.江苏中医药,2008,40(9):5~6)

第7章 患原发性骨髓纤维化，试试中医辨证治

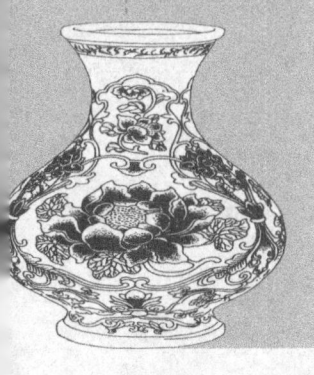

　　原发性骨髓纤维化是骨髓中的原始间叶组织的慢性恶性增生性疾病，是血液系统疾病的难治病症之一，病理分早、中、晚三期，临床分急、慢性，慢性多见，骨髓造血功能完全被抑制。本病属血液系统少见疾病，发病率约0.2~2/10万人口，发病年龄多在50~70岁之间，男性略高于女性。中位生存期为2~5年。临床以贫血，脾肿大，周围血出现幼稚的粒细胞、红细胞，骨髓纤维化及骨化为特征。病程较长，进展缓慢，逐渐出现贫血。早期患者常见衰弱，疲劳乏力，面色苍白，身体消瘦，脾脏肿大，晚期患者脾肿大发展为巨脾症。本病部分患者最终将转变为急性粒细胞性白血病。严重感染、心力衰竭、全身衰竭和颅内及腹腔内出血是其主要死亡原因。目前西医对本病尚缺乏有效的治疗手段。

　　本病属中医"积聚"、"癥瘕"、"血瘀"、"虚劳"等范畴。

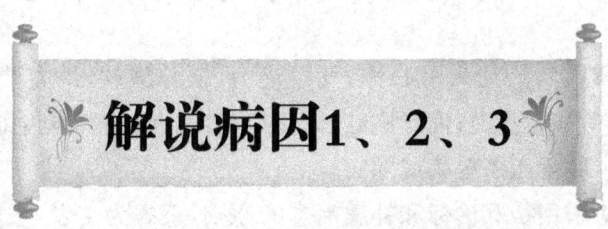

解说病因1、2、3

1. 禀赋不足

先天不足,肾气虚弱,精血素亏;久病及肾,气血亏耗,均可致肾虚精亏血少而发病。

2. 饮食劳倦

饮食不节,劳倦过度,损伤脾胃。脾虚气血化源不足,血少精亏而发病。

3. 感受邪毒

外感邪毒,或药食失误,或伏痰、留饮、瘀血所伤,邪毒败肾,创伤骨髓,致使气血阴阳失调为患(见图7-1)。

总之,本病的外因是邪毒入侵,深伏体内,内因示正气不足。多为本虚标实之证,气血、阴阳、脾肾亏虚为本,痰浊、瘀血、热毒为标。

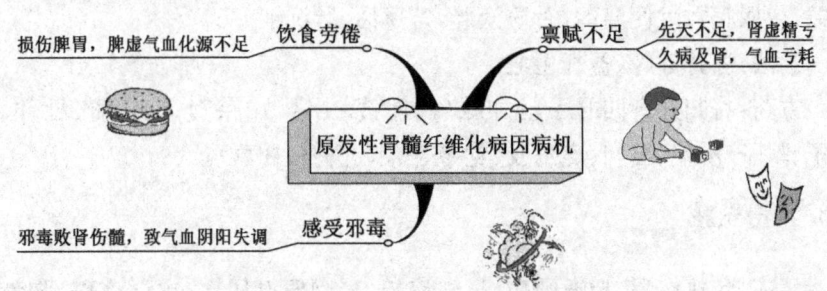

图7-1 原发性骨髓纤维化的病因病机

中医治病，先要辨证

本病应辨虚实。凡头晕心悸，气短乏力，腰膝酸软，纳差腹胀，大便不实，小便频数等病属正虚；面赤颧红，壮热口渴，咽喉肿痛，鼻齿衄血，痰核瘰疬，腹中积块，胸骨压痛等病属邪实。

治疗时应采用祛邪治标和补虚治本的原则，正虚为主者，滋养肾阴或滋补肝肾；邪实为主者，清热解毒或化痰祛瘀。虚实夹杂则当兼顾。

1. 肾阴亏虚

主证：面色少华，两颧潮红，头晕心悸，气短乏力，腰膝酸软，口燥咽干，低热盗汗，五心烦热，舌红少苔，脉细数。

治法：滋肾益阴，填精补髓。

方药：左归丸加减（熟地黄、山药、山茱萸、菟丝子、枸杞子、川牛膝、鹿角胶、龟甲胶）。

加减：阴虚火旺明显者，酌加二至丸、天冬、知母、黄柏、丹皮以滋阴泻火；虚火伤络，皮肤紫斑、鼻齿衄血者，加生地、侧柏叶、白茅根、玄参等凉血止血，引虚热下行；骨蒸潮热者，加银柴胡、青蒿、鳖甲滋阴清热。

2. 脾肾阳虚

主证：面色㿠白或无华，神疲乏力，气短懒言，腰膝酸软，畏寒肢冷，腹胀纳差，夜尿频数大便溏薄，舌质淡胖，苔薄白，脉沉细。

治法：温肾健脾，益气生血。

方药：右归丸合四君子汤加减（熟地黄、山药、山茱萸、枸杞子、杜仲、菟丝子、附子、肉桂、当归、鹿角胶、党参、白术、茯苓、甘草）。

3. 热毒炽盛

主证：壮热口渴，咽喉肿痛，鼻衄齿衄，甚则便血尿血，皮下瘀斑，胸骨疼痛，小便黄赤，大便秘结，舌红绛，苔黄少津，脉洪大或数。

治法：清热解毒，凉血止血。

方药：犀角地黄汤加减（水牛角、生地、赤芍、丹皮、银花、连翘、生石膏、知母、黄连、蒲公英、紫花地丁)。

加减:热盛神昏者,加入安宫牛黄丸清热开窍;发斑、衄血甚者,加大青叶、紫草、茜草清热解毒,凉血止血;口渴引饮,阴津耗伤者,加沙参、石斛、玄参养阴生津。

4. 血瘀痰结

主证:面色暗黑,肌肤甲错,腹中积块,身痛骨痛,或瘰疬痰核,或衄血、便血,低热乏力,舌质淡暗或有瘀斑,脉涩或弦。

治法:活血化瘀,软坚散结。

方药:桃红四物汤合消瘰丸加减(桃仁、红花、当归、赤芍、熟地、川芎、半夏、山慈姑、莪术、夏枯草)。

加减:腹中积块明显者,酌加丹皮、牡蛎、鳖甲加强化瘀散结之力;出血明显者,加茜草、仙鹤草以止血;咽干心烦,汗出发热者,加生地、玄参、黄柏、地骨皮、鳖甲滋阴降火(见图7-2)。

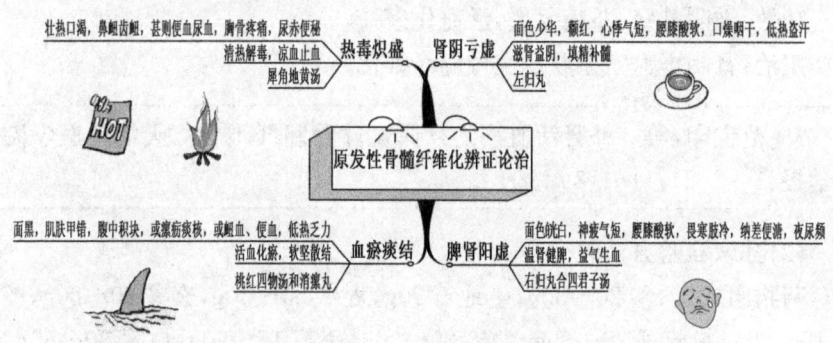

图 7-2　原发性骨髓纤维化的辨证论治

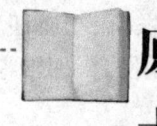原发性骨髓纤维化的大医之法

大医之法一：滋阴清热方

搜索

(1)范宝印验方

药物组成：熟地25g,枸杞15g,龟甲胶15g,牛膝10g,菟丝子20g,山茱萸20g,鹿角胶20g,知母10g,紫河车20g,丹参20g,生芪30g,肉苁蓉20g,红花6g,黄柏10g,鳖甲20g。

功效：滋阴补肾,益精生血,活血化瘀。

主治：肾阴虚血瘀型原发性骨髓纤维化。

[范宝印,等.补肾活血法治疗原发性骨髓纤维化.天津中医学院学报,1996(2):11～12]

(2)孙淑君验方

药物组成：沙参20～30g,生地黄20g,麦冬20～30g,玄参20～30g,炙鳖甲15～20g,紫苏子20～30g,党参20～30g,茯苓15～20g,白术30～60g,甘草5～10g,丹参20～30g。

功效：滋阴清热,补肾益精,活血化瘀,健脾益气。

主治：原发性骨髓纤维化热瘀伤阴证。

加减：腹胀加陈皮10～15g,姜半夏20～30g;易汗出加黄芪30g,防风10g;脾区隐痛加赤芍20g,柴胡10g。

[孙淑君,等.中药为主治疗原发性骨髓纤维化4例长期疗效观察.中国中医药信息杂志,2010,17(6):76～77]

(3)黄世林验方

药物组成：生地黄30g,醋制鳖甲15g,乌贼骨20g,苏叶20g,苏子20g,

党参 30g,白术 30g,茯苓 15g,甘草 5g。

功效:滋阴清热,软坚散结,补气生血。

主治:慢性原发性骨髓纤维化阴虚血瘀证。

加减:腹胀加陈皮 15g,姜半夏 10g;易出汗加黄芪 30g,防风 10g;脾区隐痛加赤芍 20g,柴胡 10g。

> [黄世林,等.中药加小剂量化疗治疗慢性原发性骨髓纤维化 10 例的临床观察.中西医结合学报,2008,6(10):1056～1062]

(4)赵赞验方

药物组成:金银花 30g,连翘 15g,菊花 15g,夏枯草 15g,天麻 15g,钩藤 15g,蒲公英 15g,败酱草 30g,赤芍 15g,郁金 15g,鸡血藤 15g。

功效:清肝化瘀,清热解毒。

主治:血瘀气滞,肝实阳亢,热郁血分证。

加减:伴有手足麻木加桑枝 15g,威灵仙 15g,秦艽 15g 清热通络利关节;伴有高血压加决明子 15g,黄芩 15g,栀子 15g,牛膝 15g 清热泻火,平肝潜阳;伴有脾肿大加用牡蛎 30g,鳖甲 20g 软坚散结;若疾病后期或长期服用羟基脲后伴有贫血予黄芪 30g,当归 15g,阿胶 15g(烊化)益气生血,养血补血;真红或骨髓纤维化后期伴有血小板减少或出血,予龟甲 15g(先煎),三七粉 3g(冲服),仙鹤草 15g,藕节 15g,侧柏炭 15g,生地炭 15g 清热凉血止血。

> [赵赞,等.清肝化瘀法治疗骨髓增殖性疾病.中国中医急症,2009,18(2):304～305]

大医有话说

本类证型多为毒热内蕴伤肾,日久阴精耗损,髓枯毒瘀而致。毒热伤肾,阴精耗损,日久必骨枯髓虚,精血化生乏源,精亏血少。毒热日久,热郁血瘀,致肝脾瘀滞,形成胁下积块,阻碍气血运行,日久脾气必虚,运化无力,气血生化无源。最终形成脾肾两虚,肾阴不足,气血俱虚的虚损证候。常表现为疲乏少力,腹胀纳呆,头晕头疼,心烦易怒,可见鼻衄,齿龈出血,胁下癥块,常以左胁明显,面色暗黑,或苍白,舌暗红或红少苔,脉细数,尺脉弱。现代医学已认识到,骨髓纤维化患者多伴肝脾肿大,为骨髓纤维组织增生,造血组织减少,肝脾代偿造血所致。病理学检查发现,本类患者脾脏纤维组织增生明显,常有红髓扩张和髓外造血,淋巴细胞和粒、红、巨三系细胞均增生。肝脏亦有髓外造血,随病情进展,髓外造血进一步增加。肝、脾、骨髓中皆有纤维组织增生,为毒热瘀滞肝、脾所致,表现为肝、脾肿大。骨髓纤维化患者久病至后期,骨髓造血功能极度低下,三系减少,出现诸多虚损症状,正如《素问·通评虚实论篇》所言"精气夺则虚"。毒热内蕴,肾虚阴精耗损,精亏血少,故表现出一派阴血亏虚证候。因瘀则胁下癥块,面色暗黑,舌暗红;气滞则腹胀;脾气运化无力则纳呆;气虚瘀阻而头晕头疼;无力统摄则血溢脉外而鼻衄、齿衄;阴亏血少则舌红少苔,脉细数;肾虚必尺脉弱。《难经》云:"损其肾者益其精。"故治疗原则宜滋阴清热,软坚散结,补气生血。

大医之法二:温肾健脾方

范宝印验方

药物组成:党参30g,黄芪30g,白术15g,当归15g,杭乌15g,二地各15g,阿胶15g,菟丝子15g,故纸10g,寄生30g,川芎10g,紫河车30g,鹿角胶15g,三七粉3g(冲),丹参30g,赤芍10g。

功效:补阳益肾,益气养血,活血化瘀。

主治:骨髓纤维化肾阳虚瘀血证。

[胡致平,等.骨髓纤维化的辨证治疗.河北中医,1995,21(3):157~158]

大医有话说

肾为先天之本,《素问·阴阳应象大论》说:"人始生,先成精,精成而脑髓生,骨为干,脉为营……血气乃行"。可知气血之生成始于精,而"肾藏精"、"肾生骨髓"、"骨髓坚固,气血皆从"。说明精髓化生血液的造血作用,主要取决于肾的功能状态。肾气充足,骨充髓满,精血旺盛,生化不息。肾气不足骨枯髓塞。肾阳虚则功能衰微。肾气不足精亏血少,血虚则脉络不充,气虚则鼓动无力,脉络滞涩不畅以至脏腑经络痹阻,日久成瘀血形成腹中积块,瘀血不祛新血不生日益加重。

大医之法三:活血化瘀方

搜索

(1)胡致平验方

药物组成:干姜 3g,猪苓 30g,茯苓 30g,白术 9g,白豆蔻 6g,当归 12g,桃仁 9g,红花 6g,川芎 12g,牛膝 12g,王不留行 15g,枳壳 12g,柴胡 12g。

功效:活血化瘀,健脾化浊。

主治:骨髓纤维化痰瘀阻滞证。

[胡致平,等.骨髓纤维化的辨证治疗.河北中医,1995,21(3):157～158]

(2)唐由君验方

药物组成:黄芪 45g,当归 12g,党参 30g,白术 12g,川芎 15g,红花 9g,赤芍 12g,枳实 12g,莪术 12g,枸杞子 15g,菟丝子 12g,丹参 15g,莱菔子 9g,甘草 6g。

功效:活血化瘀,软坚散结,益气养血。

主治:瘀血内阻,气血两虚型原发性骨髓纤维化。

[唐由君,等.中医药治疗原发性骨髓纤维化的思路与方法.中医杂志,2005,16(8):621～625]

(3)杨艳萍验方

药物组成:黄芪 24g,五味子、菟丝子、丹参、当归、炒山楂、炒神曲各 15g,阿胶(烊化)、白术各 10g,茯苓、熟地各 12g,泡参、白花蛇舌草各 30g,山慈姑、半枝莲各加 20g,甘草 3g。

功效:补肾养血,消瘀化积。

主治:骨髓纤维化肾虚血亏,瘀血痰湿内积证。

加减:有出血倾向者加仙鹤草 30g,藕节 10g;脾区胀痛者加郁金 9g,元胡 10g。

[杨艳萍,等.中药为主治疗骨髓纤维化 9 例.四川中医,1998,16(2):15～16]

(4) 宋淑花验方

药物组成：当归 20g，川芎 10g，生地黄 15g，赤芍药 15g，红花 10g，桃仁 10g，柴胡 10g，枳实 10g，牛膝 10g，姜黄 10g，地龙 10g，鳖甲 30g，白僵蚕 15g。

功效：活血化瘀，化痰散结。

主治：原发性骨髓纤维化痰瘀阻滞证。

[宋淑花，等．化髓丹治疗原发性骨髓纤维化 70 例疗效观察．河北中医，2006，28(9)：666]

(5) 代喜平验方

药物组成：边条参 15g，炙黄芪 20g，仙灵脾 15g，补骨脂 15g，鸡血藤 30g，柴胡 15g，紫丹参 30g，莪术 30g，三棱 30g，红花 15g，桃仁 15g。另给予青黛四黄散。

功效：补肾健脾，疏肝化瘀。

主治：慢性原发性骨髓纤维化脾肾亏虚，肝郁血瘀证。

加减：偏肾阳虚者加熟附子 10g，鹿角胶 15g（烊化）；偏肾阴虚者加熟地黄 15g，山茱萸 15g，黄精 15g；巨脾者加枳实 10g，鳖甲 30g（先煎），地鳖虫 30g；血小板增多者加用水蛭 15g，地龙 15g。

服法：用青黛粉 60g 与四黄粉 20g（大黄、黄柏等）充分混匀，以清水调成糊状，敷于脾区，覆盖塑料薄膜，胶布固定，敷贴 6～8 小时/次，1 次/天。巨脾者适当增加青黛用量。

[代喜平，等．中药为主综合治疗慢性原发性骨髓纤维化 20 例．时珍国医国药，2007，28(2)：482]

大医有话说

本型患者多由于烦劳过度，摄生不当或感受外来邪毒，损伤脾胃，影响脾之运化、胃之受纳，湿自内生，聚湿成痰，阻于经络，以致气机运行不畅；或由邪毒侵及机体，潜伏经络，阻碍气机运行，日久则气滞，气滞则血瘀乃成。瘀结于腹中则发为腹部症块。瘀血不去，新血不生，又因脾失健运，气血生化乏源，以致气血两亏。气血亏虚，则肾中之精气缺乏充养，则终致肾亏髓枯。无出血倾向的患者在补肾的基础上视瘀血轻重不同程度酌情选用川芎、红花、丹参、三棱、莪术、龟甲、鳖甲、水蛭等,待腹中积块逐渐缩小,活血化瘀药物逐渐减轻药量,勿再用峻烈活血之品,最后以养血和血调理善后。对晚期患者有出血倾向的以散瘀止血软坚散结之法治之,可酌情选用大黄、赤芍、三七、夏枯草、生牡蛎、鳖甲、龟甲。

大医之法四:益气补血方

搜索

(1)胡致平验方

药物组成:仙鹤草30g,生黄芪15g,党参15g,熟地黄12g,当归12g,川芎12g,鸡血藤15g,黄精12g,补骨脂12g,肉苁蓉12g,生何首乌、制何首乌各15g,制女贞子12g,墨旱莲12g,蒲公英15g,焦山楂、焦神曲各15g。

功效:活血养血,调补肝肾。

主治:骨髓纤维化气血亏虚证。

[胡致平,等.骨髓纤维化的辨证治疗.河北中医,1995,21(3):157~158]

(2)唐由君验方1

药物组成:党参15g,白术15g,茯苓10g,当归10g,生地黄20g,白芍20g,川芎10g,黄芪30g,补骨脂12g,菟丝子15g,墨旱莲15g,枸杞子15g,麦冬15g,砂仁6g,甘草6g。

功效:健脾补肾,培补气血。

主治:气血不足,脾肾双亏型原发性骨髓纤维化。

[唐由君,等.中医药治疗原发性骨髓纤维化的思路与方法.中医杂志,2005,16(8):621~625]

(3)唐由君验方2

药物组成:黄芪30g,西洋参9g,白术9g,当归9g,五味子9g,三七粉9g(冲服),阿胶10g,枸杞子18g,茜草12g,白茅根30g,甘草6g。

功效:补脾摄血,益气养血。

主治:气虚不摄,血溢脉外型原发性骨髓纤维化。

[唐由君,等.中医药治疗原发性骨髓纤维化的思路与方法.中医杂志,2005,16(8):621～625]

(4) 赵峻峰验方

药物组成：人参6g,黄芪24g,补骨脂24g,仙鹤草24g,青蒿12g,菟丝子15g,金樱子15g,枸杞子12g,覆盆子15g,二地各24g,首乌15g,天门冬15g。

功效：益气养血补肾。

主治：原发性骨髓纤维化肾虚血亏证。

[赵峻峰,等.原发性骨髓纤维化中西医结合治疗临床观察.河北北方学院学报,2005,22(5):51]

大医有话说

本型患者多由于先天禀赋不足,或长期劳伤脾肾,导致脾肾亏虚。脾阳得不到肾阳之温煦,脾失健运,继而影响胃之受纳腐熟功能,以致水谷不化,精微不足,气血生化乏源,则气血两虚。气虚不能行血,则血停而成瘀,积于腹中而成癥块;气不摄血,血溢脉外,则有皮肤瘀点瘀斑。正如《景岳全书·积聚》中云:"凡脾肾不足及虚弱失调之人,多有积聚之病。"